华夏养生康复操系列丛书

女性养生康复操

黄绮华　赵亚星　主编

中国中医药出版社

·北京·

U0346526

图书在版编目（CIP）数据

女性养生康复操 / 黄绮华，赵亚星总主编 . —北京：中国中医药出版社，2017.12
（华夏养生康复操系列丛书）
ISBN 978 – 7 – 5132 – 4572 – 2

Ⅰ . ①女…　Ⅱ . ①黄…　②赵…　Ⅲ . ①女性—保健操—基本知识　Ⅳ . ① R173

中国版本图书馆 CIP 数据核字（2017）第 268128 号

中国中医药出版社出版

北京市朝阳区北三环东路 28 号易亨大厦 16 层
邮政编码　100013
传真　010-64405750
山东润声印务有限公司印刷
各地新华书店经销

开本 850×1168　1/16　印张 7　字数 76 千字
2017 年 12 月第 1 版　2017 年 12 月第 1 次印刷
书号　ISBN 978 – 7 – 5132 – 4572 – 2

定价　45.00 元
网址　www.cptcm.com

社 长 热 线　010-64405720
购 书 热 线　010-89535836
维 权 打 假　010-64405753

微信服务号　zgzyycbs
微商城网址　https://kdt.im/LIdUGr
官 方 微 博　http://e.weibo.com/cptcm
天猫旗舰店网址　https://zgzyycbs.tmall.com

如有印装质量问题请与本社出版部联系（010-64405510）

《女性养生康复操》
编委会

主　编　黄绮华　赵亚星

副主编　章志霞　蔡姣芝　刘　娟②

编　委（以姓氏笔画为序）

王小云　王海满　王婷婷　叶淑华

邝淑玲　刘　敏　肖莹莹　吴　洁

林俏丽　林　毅　周洪华　贺海霞

郭清华　黄黛苑

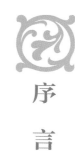

序言

　　中国传统养生学是祖国医学伟大宝库中的一份灿烂瑰宝，在促进人类健康事业的发展中，不管过去、现在，还是将来，都显示出它重要的价值和巨大的优越性。

　　养生，即养生保命，又称摄生、道生、卫生、保生、养性等，指利用多种方法调养形神，以祛病强身，防病避害，延年益寿。养生是中医学的特色之一，两千多年前古人已记载预防疾病和保健（治未病）的重要性，这也是中医学中预防医学思想的精髓所在。如《素问·四气调神大论》中提出："是故圣人不治已病治未病，不治已乱治未乱，此之谓也。夫病已成而后药之，乱已成而后治之，譬犹渴而穿井，斗而铸锥，不亦晚乎。"在《素问·上古天真论》《素问·四气调神大论》中提出了养生的基本原则和方法："其知道者，法于阴阳，和于术数，食饮有节，起居有常，不妄作劳。""虚邪贼风，避之有时；恬惔虚无，真气从之；精神内守，病安从来。""春夏养阳，秋冬养阴。"现代医学也越来越强调预防的重要性，如"一级预防"概念的提出和其临床指导作用，而这正与中医学中"治未病"的思想不谋而合。

　　中医康复方法古称将息法、善后法、调摄法，或称调理、调治、调养等，除针灸、按摩、气功、中药、食疗，以及药物外治的熏、洗、烫、浴、敷、贴、搽等疗法外，尚有属于物理治疗范围的热疗、冷疗、光疗、声疗、泥疗、砂疗、磁疗、水疗等；属于精神情志治疗范围的以情制情法，文娱、音乐、舞蹈疗法等；属于作业疗法范围的弹琴、书写、绘画等；属于体育疗法的五禽戏、八段锦、太极拳、武术、跑步等。这些理念和方法，为中华民族的繁荣昌盛作出了无可替代的杰出贡献。从广义来看，中医养生学包含了预防养生与疾病养生两方面的内容，后者又具有了现代康复医学的康复宗旨，就是让残疾者、老年病者、慢性病者更好地回归社会。但"未病先防、既病防变、病后防复"却始终是其学术思想的核心。这与现代医学中康复预防的"三级分层预防"思想不谋而合。

中共中央、国务院关于《"健康中国 2030"规划纲要》明确指出，健康是促进人的全面发展的必然要求，是经济社会发展的基础条件。实现国民健康长寿，是国家富强、民族振兴的重要标志，也是全国各族人民的共同愿望。《纲要》中提出要充分发挥中医药独特优势，大力发展中医非药物疗法，使其在常见病、多发病和慢性病防治中发挥独特作用；发展中医特色康复服务；实施中医治未病健康工程，将中医药优势与健康管理结合；开展中医中药中国行活动，大力传播中医药知识和易于掌握的养生保健技术方法。《中医药发展战略规划纲要（2016—2030 年）》则明确提出要大力发展中医养生保健服务，加快中医养生保健服务体系建设，研究制定促进中医养生保健服务发展的政策措施，提升中医养生保健服务能力，推广融入中医治未病理念的健康工作和生活方式。

我院广大医护工作者秉承充分发挥中医特色与优势，当为人民群众健康守护者的宗旨，在服务患者的实践中，努力发掘整理古籍中有关养生康复的文献资源，吸收古代养生康复文化精华，创作出六套养生康复效果明显且易于练习的康复保健操（功法），名《华夏养生康复操系列丛书》，分《醒脑养生康复操》《脏腑养生康复操》《调神养心康复操》《女性养生康复操》《筋骨养生康复操》《传统养生康复操》六个专辑。《华夏养生康复操系列丛书》图文并茂，通俗易懂，既可用于疾病时的辅助康复，又可用于日常的养生保健。本套丛书的出版，希望能为《"健康中国 2030"规划纲要》《中医药发展战略规划纲要（2016—2030 年）》的早日实现，为国民健康长寿贡献绵薄之力。

故乐为之序。

广东省中医院

吕玉波

2017 年 7 月

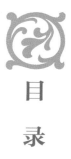

目　录

❀ 女性养生导引功

一、简介

中医理论认为"妇人之疾，关系最钜者则莫如乳[1]"。乳房位于胸中，为经络交汇之处，乳房为"宗经之所"[2]。女性养生导引功通过意、气、体相结合的运动方法（配合按摩），通过呼吸、运动肢体及调畅情志的练习，而达到疏通经络气血，调整脏腑功能，防治乳房疾病，强身健体的目的。

二、养生功效

1. 舒经活络，调节气血："经脉者，所以能决生死，处百病，调虚实，不可不通也"[3]。"治乳证，不出一气字定之矣"[4]。本功法通过循经拍打，可以"开枢纽"，从而疏通经络，行气活血，通利关节，达到调节脏腑，有效完成机体以通为用之功。

2. 疏肝理气，防治乳腺疾病："女子乳头属肝，乳房属胃[5]"，故乳房疾病与肝、胃二经关系密切。通过拉伸足厥阴肝经和足阳明胃经，疏肝理气，养血活血，从而濡养乳房，防治乳病。

3.缓解疲劳，益肾延年：肾为先天之本，藏精，主生殖[6]。对乳房而言，肾之阴精是其发育的物质基础，肾之阳气是其功能发挥的动力。本功法能促进乳房发育，调节女性月经，缓解腰肌劳损。

三、动作要领

第一式：内养功（见图 1–1）

功法：以端正的站姿，双腿和双脚并拢，手臂自然下垂于

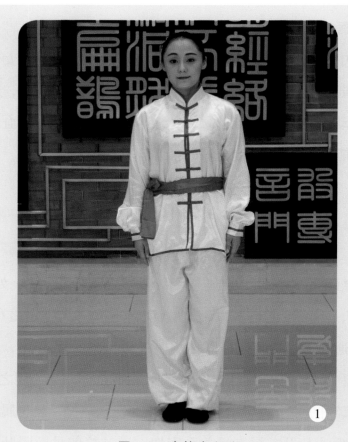

图 1–1　内养功（1）

身体两侧，双目垂帘，感受全身的放松，以缓慢柔和力量用口鼻同时吸气，意守丹田，最大限度地扩张腹腔、胸腔，并配合吸－停－呼的呼吸方法，在开始练功前练习 5 分钟。

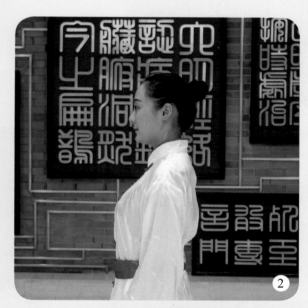

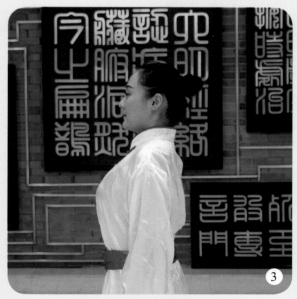

图 1-1　内养功（2）

第二式：益肾拍打功（见图1-2）

功法：以右手掌心拍打左肩井穴，左手背同时向前拍顶右

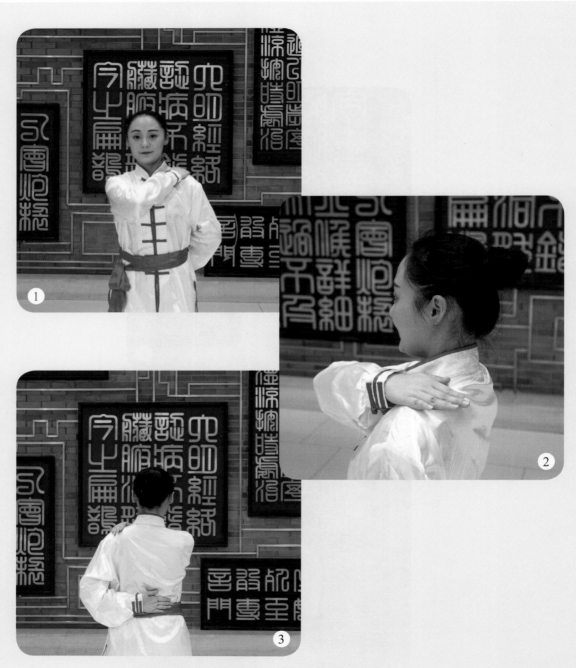

图1-2　益肾拍打功（1）

肾俞穴，再以左手掌心拍打右肩井穴，右手背同时向前拍顶左

肾俞穴，重复十二次。

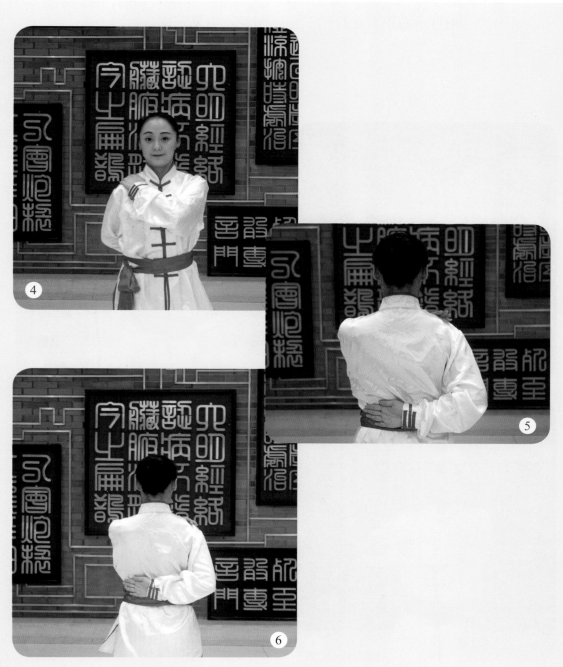

图 1-2　益肾拍打功（2）

第三式：十二经脉拍打功（见图1-3）

1.将右手掌心由左臂内侧，向下连续轻轻拍打，直至指尖（四次），沿手背向上，沿手臂外侧，直至左肩峰。同样的方法拍打沿右手臂走行的三阴三阳经。重复三次。

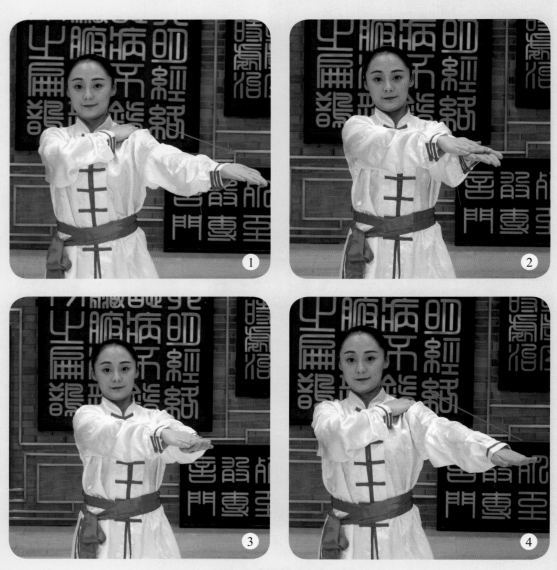

图1-3.1　拍打双侧三阴三阳经（1）

2. 右手掌心由左腋窝极泉穴，向下连续轻轻拍打左胁肋部，至环脐带脉水平；同法用左手掌心拍打右胁肋部，至带脉水平。重复三次。

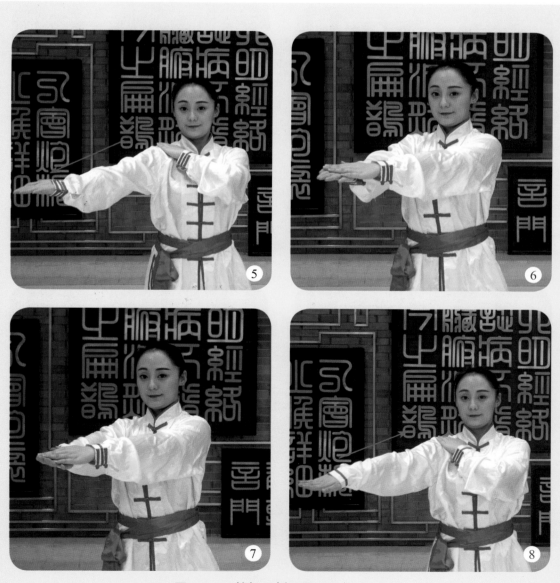

图 1-3.1 拍打双侧三阴三阳经（2）

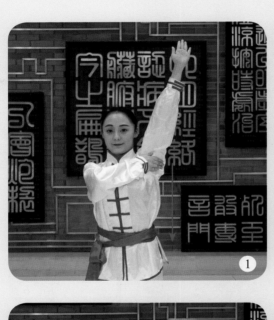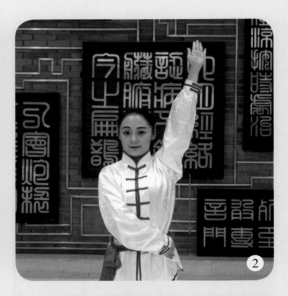

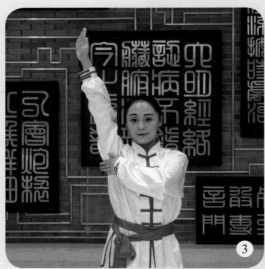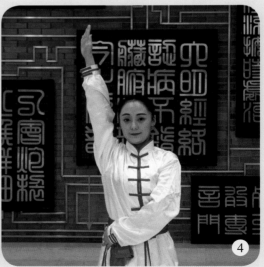

图 1-3.2　拍打腋窝极泉穴至环脐带脉水平

3.将两手掌心放在臀部，头望向左侧，从大腿后下方向下，循经拍打直到足踝，再从两小腿的足踝内侧向上，连续轻轻拍打，至两大腿内侧。重复三次。

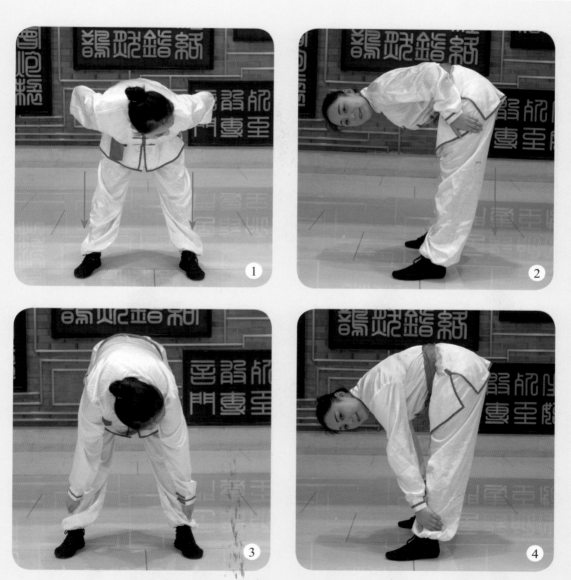

图 1-3.3　拍打环脐带脉水平至足踝（1）

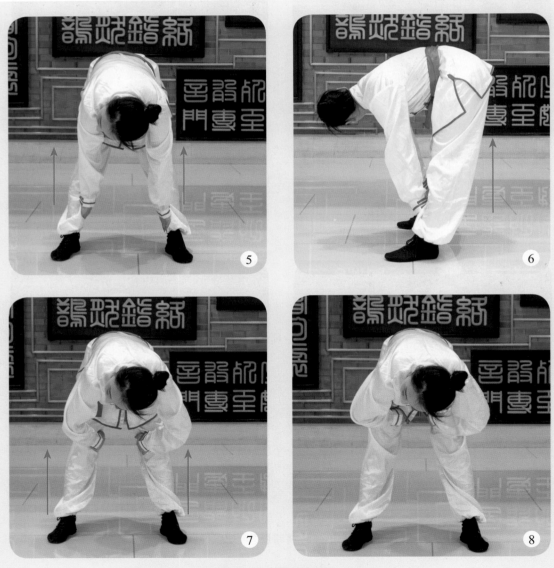

图 1-3.3　拍打环脐带脉水平至足踝（2）

第四式：逍遥健乳功（见图 1-4）

功法：站立，调息，两腿分开与肩平行，身体的重量平均分散在两条腿上，吸气时收腹提肛，两手交叉，反手掌与前臂交叉呈 90 度，向前高举过头，注意两臂伸直，尽量后伸，最好过耳；呼气时两手放开向身体两侧用力甩下。意降丹田。连续十二次。

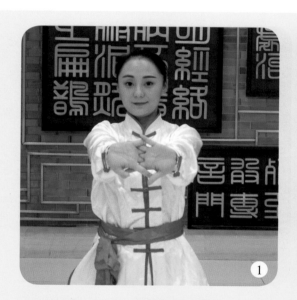
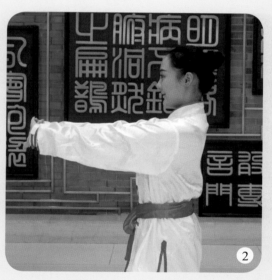
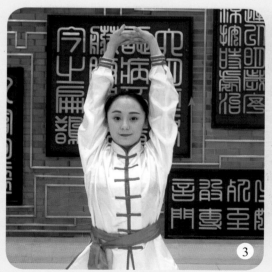
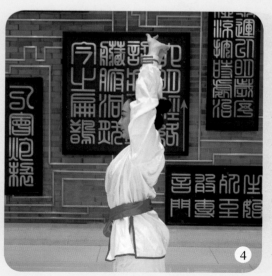

图 1-4　逍遥健乳功（1）

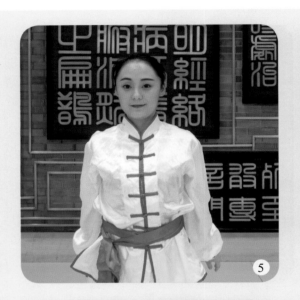
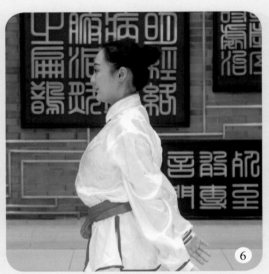
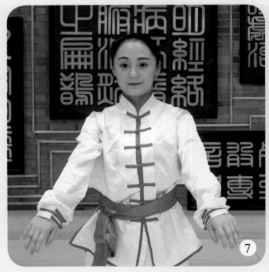
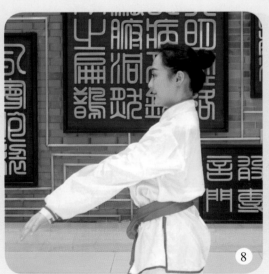

图 1-4 逍遥健乳功（2）

第五式：宽胸健膝功（见图1-5）

1. 站立，调息，两腿分开与肩同宽，双手从旁分开，慢慢上举，举至头顶上方，双手合十。

2. 呼气，屈膝，臀部往下坐，身体重心下移，尽量至膝关节呈90度角。保持自然呼吸30秒。

3. 吸气，慢慢抬高身体，呼气，两手从旁分开，慢慢放下，放在体侧。重复三次。

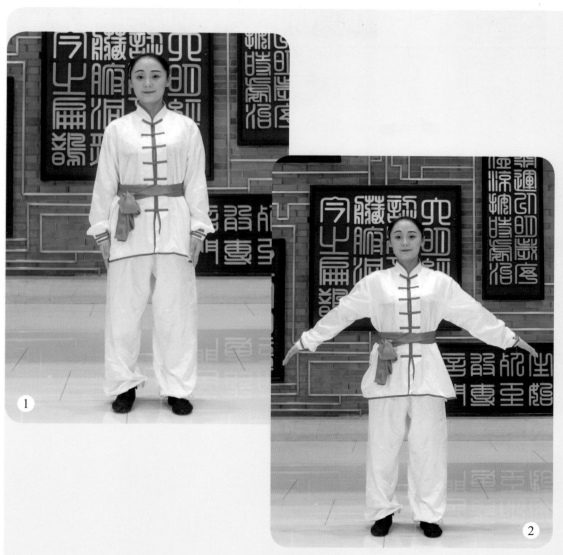

图1-5　宽胸健膝功（1）

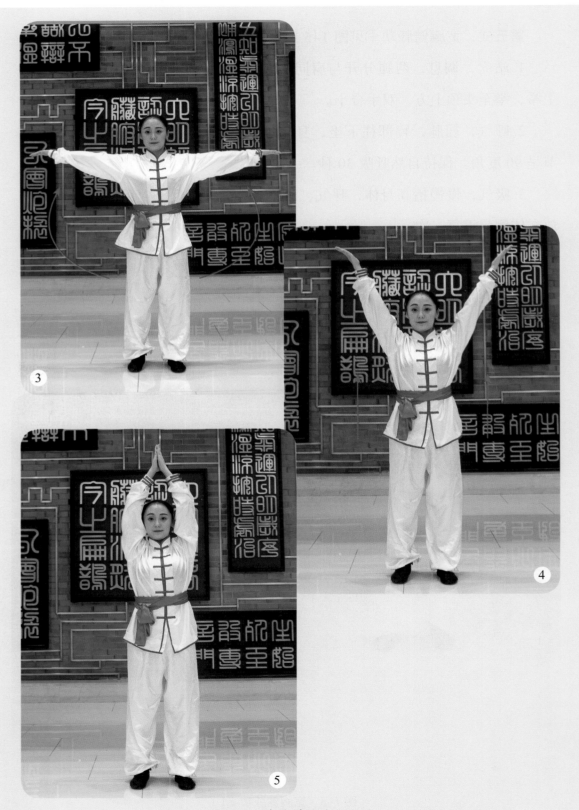

图 1-5　宽胸健膝功（2）

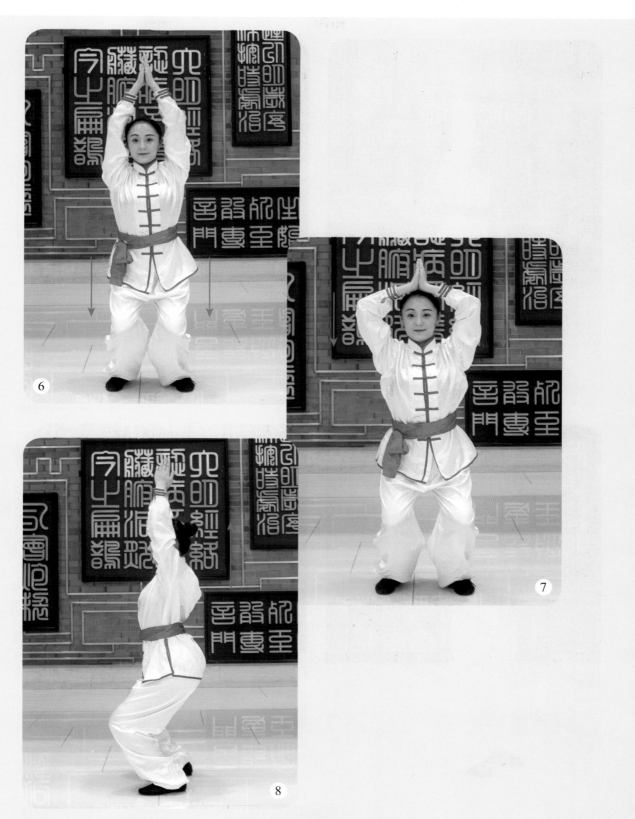

图 1-5　宽胸健膝功（3）

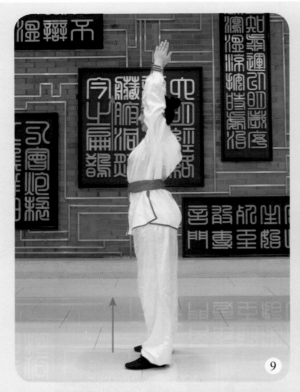
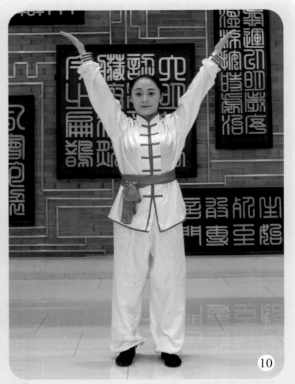
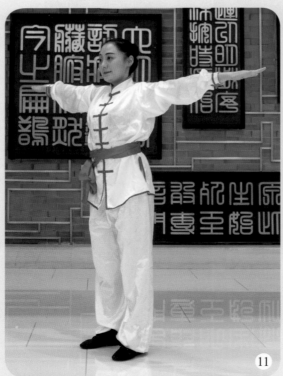
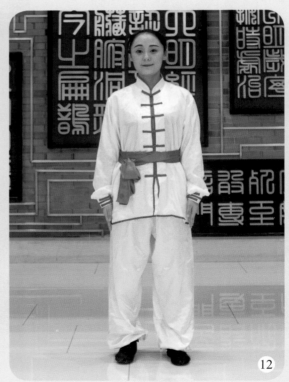

图 1-5　宽胸健膝功（4）

第六式：腰椎保健功（见图 1-6）

1. 站立，两腿分开与肩同宽，两手放松，自然下垂，调息。

2. 吸气时用腰部带动身体向左侧旋转约 90 度，同时两手臂伸直向上，仰面向上。

3. 呼气时由腰部带动身体还原。

4. 再吸气向右侧旋转，呼气时还原。重复十二次。

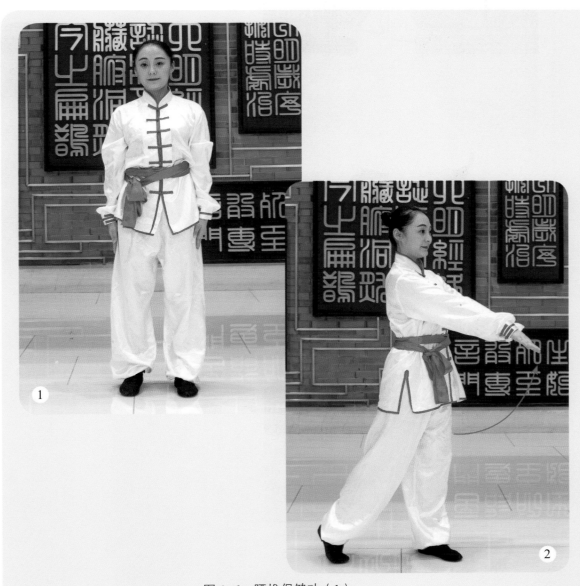

图 1-6　腰椎保健功（1）

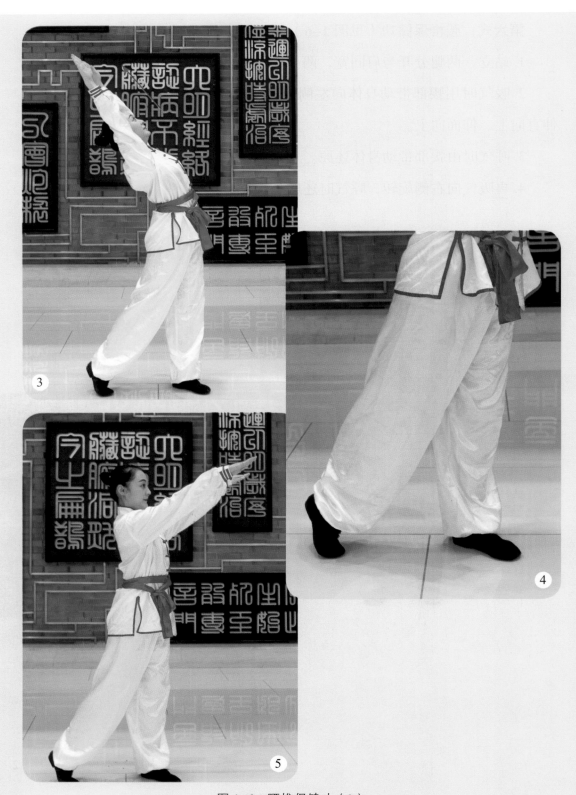

图 1-6　腰椎保健功（2）

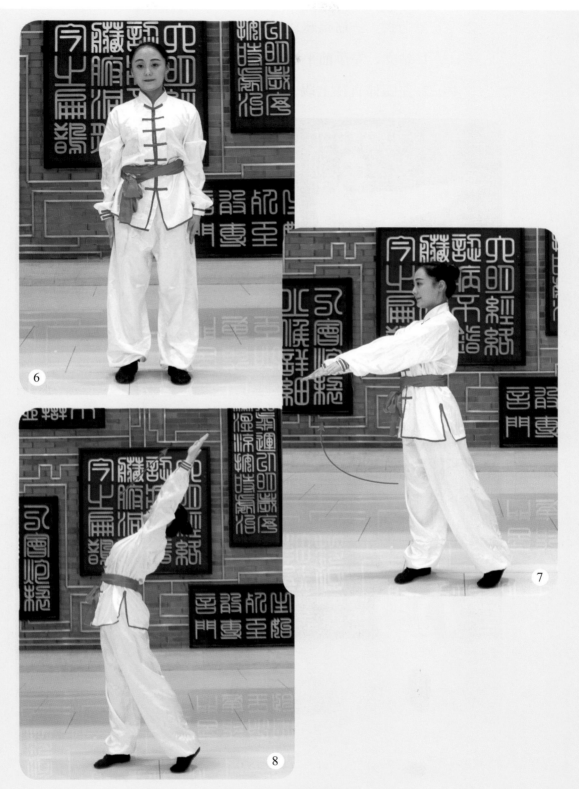

图 1-6　腰椎保健功（3）

第七式：舒筋踢腿功（见图 1-7）

1. 站立，左手前平举，右手侧平举，左脚尖向后顶。

2. 左腿伸直往上踢，脚尖踢到与身体呈 60 度为宜，同时右

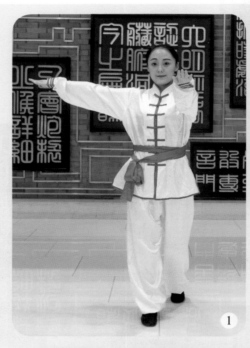 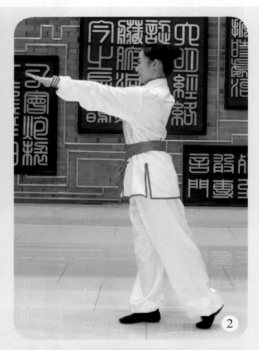

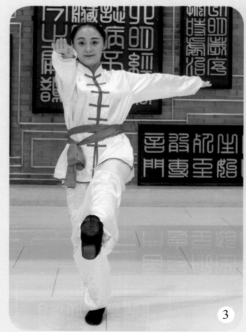 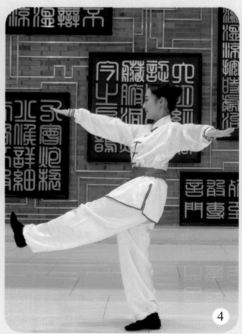

图 1-7　舒筋踢腿功（1）

手前平举，左手侧平举。

3.换右腿伸直往前踢，左手前平举，右手侧平举，每腿踢4次，重复二次。

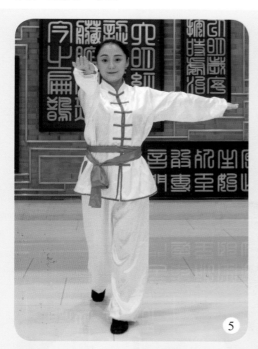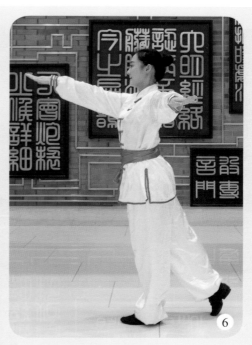

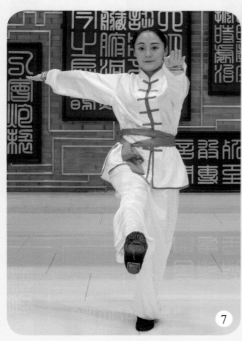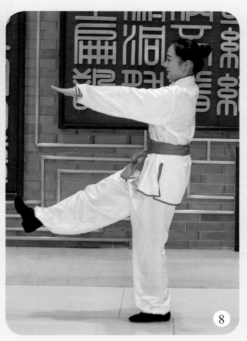

图 1-7　舒筋踢腿功（2）

第八式：摩腹功（见图 1-8）

功法：双手放脐旁两侧，轻拍 36 次；用双手掌及掌跟自脐部开始，顺时针按摩十二圈。

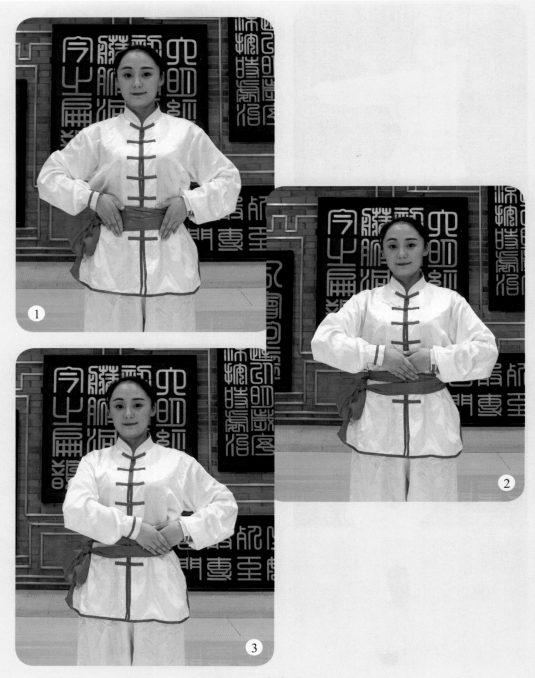

图 1-8　摩腹功（1）

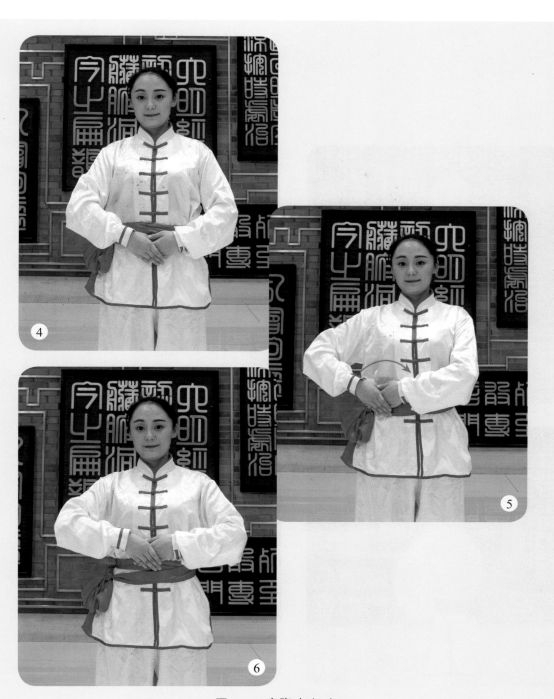

图1-8 摩腹功（2）

第九式：健肾功（见图1-9）

功法：站立，双手放在背部，用双手掌及掌跟自肋骨下缘往下推至臀部上缘，共三十六次，至腰部有温热感为宜。

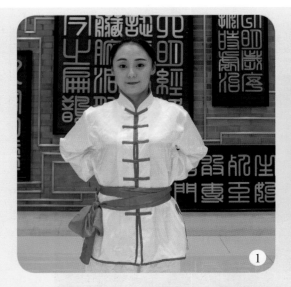 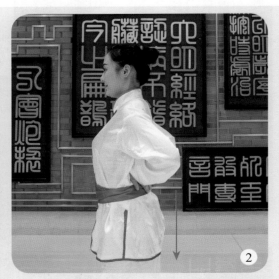

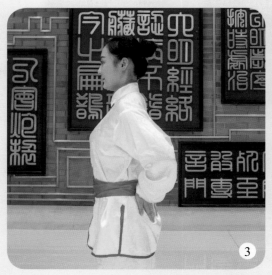 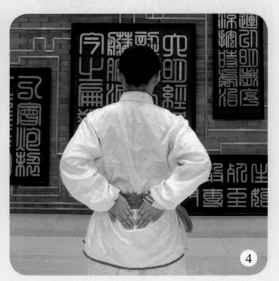

图1-9 健肾功

第十式：大雁功（见图 1–10）

1. 站立，两脚平行分开与肩同宽，头微上顶，两肩放松。

2. 两臂置于身体两侧，打开约 45 度，掌心向下，五指自然分开，微屈。

3. 口微闭，舌轻抵上腭，眼平视前方，两手臂侧平抬高，与头部成约 45 度。

4. 调息，两手臂还原为准备姿势。重复十二次。

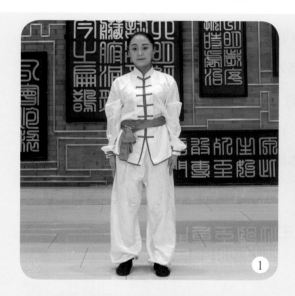
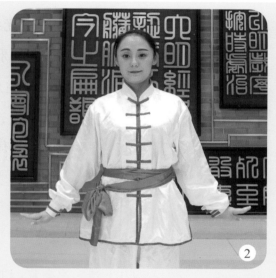
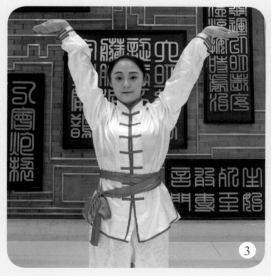
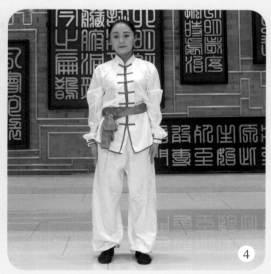

图 1–10　大雁功

四、注意事项

1. 时间及运动量：养生导引功可每日练功 1 至 2 次，每次练习用时约 25 分钟，以微微汗出且不感觉疲劳为度，如果运动后精神愉悦、脉搏稳定、血压正常、食欲及睡眠良好，表明运动量适宜。练功中如出现心慌气短、头晕等不适现象，应马上终止，休息片刻。

2. 环境：宜室内光线明亮，通风对流，练功后毛孔张开，避免直面吹风，以免风邪入体。

3. 呼吸：练功时注意身形中正，头颈端直，心静体松，双目垂帘，注意调整呼吸，以腹式呼吸尤佳。

4. 不适用人群：身体虚弱或骨折患者。

主要参考资料

［1］清·沈金鳌.妇科玉尺［M］.山西科学技术出版社，2012.

［2］灵枢·经脉［M］.北京：人民卫生出版社，2005.

［3］灵枢·经脉［M］.北京：人民卫生出版社，2005.

［4］清·余景和.外证医案汇编·卷三［M］.上海：上海科学技术出版社，2010.

［5］清·顾世澄.疡医大全·乳痈门主论［M］.北京：人民卫生出版社，2007.

［6］明·李中梓.医宗必读［M］.天津：天津科学技术出版社，2012.

☯ 盆底功能康复操

一、简介

中医认为人是天地自然的产物,《类经》云:"精、气、津、液、血、脉,无非气之所化也。"《医门法律》云:"惟气以成形,气聚则形存,气散则形亡。"说明气对人生存的重要性。女子以血为本,以气为用,若素体虚弱,中气不足,再加房劳产伤,肾气必损,导致冲任不固,带脉无力维系胞宫络脉,或下焦运化不利,渐成女性盆底功能障碍性疾病,表现为阴道松弛、小腹坠胀、尿频等。

盆底功能康复操是通过人为自主地收缩和舒张锻炼盆底肌肉群[1],调经理气,升提下陷,配合按摩子宫穴、三阴交穴及带脉,以健脾益气,滋养胞宫,从而治疗女性盆底功能障碍性疾病,达到健身防病治病的目的[2]。

二、养生功效

1.益气提升:"阴脱"乃产伤气陷[3],导致冲任不固,提摄无力，多属虚证，坚持盆底功能锻炼能改善产伤气陷。

2. 补法举之："妇人阴挺，或因胞络伤损，或因分娩用力太过，或因气虚下陷"，治疗宜遵"虚者补之，陷者举之"[4]。

3. 穴位按揉：穴位按揉可起到补益肾气、振奋膀胱经阳气、调理下焦水道的作用，使膀胱开合有度，改善尿失禁[5]。

4. 维持盆底正常功能："前阴者，宗筋之所聚[6]。"宗筋相当于韧带和肌腱，维系各器官组织处于正常位置。

三、动作要领

第一段　立位

预备动作：保持站立姿势，两手按压于子宫穴及带脉（见图 2-1）。

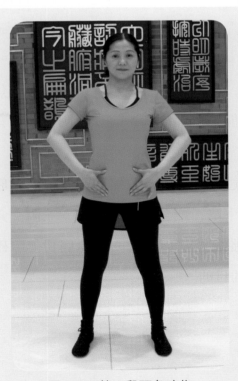

图 2-1　第一段预备动作

1. 站立发功式（见图2-2）

（1）中指及拇指分别按揉子宫穴及带脉，顺时针及逆时针按揉法，各揉八次。

（2）慢慢踮起双脚跟，双手往上抬，收缩盆底肌，同时吸气。

（3）呼气恢复体位，同样的动作重复四次。

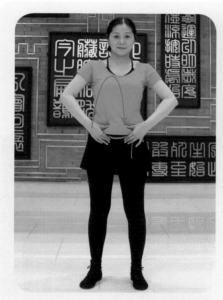
1. 按揉方向往内

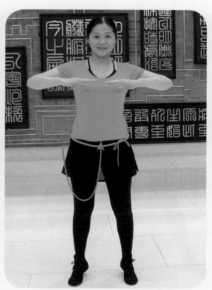
2. 按揉方向往外

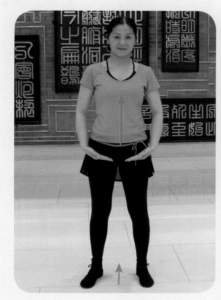
3. 手抬脚踮

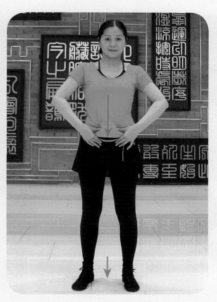
4. 手脚下移恢复体位

图 2-2　站立发功

2. 半蹲敬佛式（见图2-3）

（1）双脚分开与肩同宽，脚尖稍外展，双手环形合于胸前，收缩盆底肌，弯膝向下蹲。

（2）放松恢复体位，同样的动作重复四次。

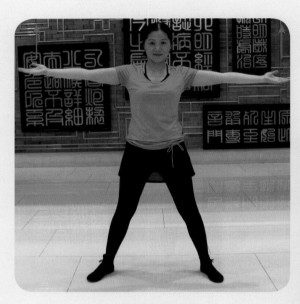

1. 手脚并开

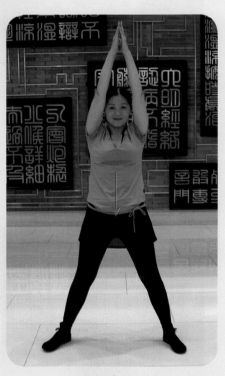

3. 起立恢复体位

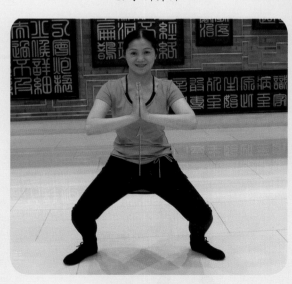

2. 曲肘下蹲

图2-3 半蹲敬佛

3. 海燕欲翔式（见图 2-4）

（1）双脚交叉，双手展开，收缩盆底肌，弯膝向下蹲。

（2）放松恢复体位，同样的动作左右脚交叉各重复八次。

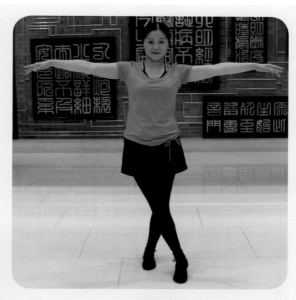

1. 手脚准备

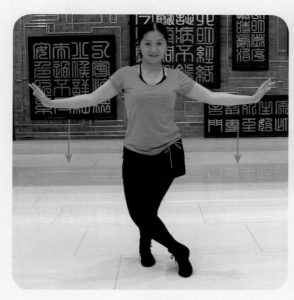

2. 弯臂下蹲

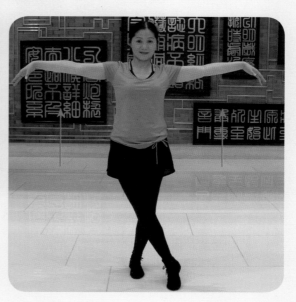

3. 起立恢复体位

图 2-4　海燕欲翔

第二段　坐位

预备动作：双腿伸直，两手置于身侧（见图2-5）。

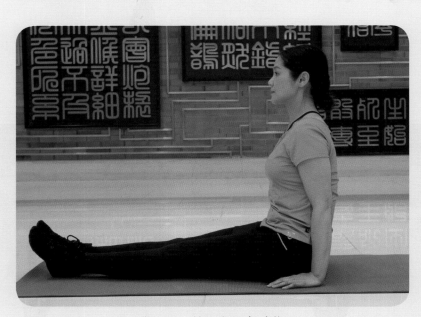

图2-5　第二段预备动作

1. 抱膝回缩式（见图 2-6 ）

（1）单脚屈膝，收缩盆底肌，双手环抱膝盖，向胸前回收。

（2）放松恢复体位，同样的动作左右脚各重复八次。

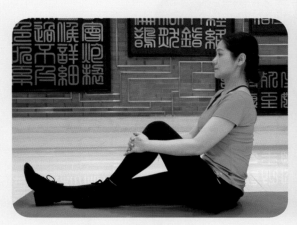
1. 抱左膝

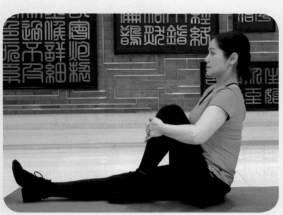
2. 回收

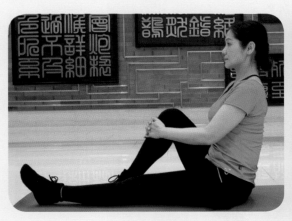
3. 抱右膝

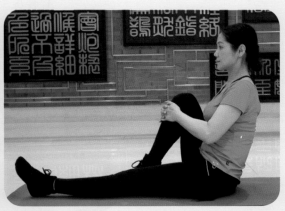
4. 回收

图 2-6　抱膝回缩

2. 盘坐下压式（见图 2-7）

（1）脚底相对盘坐，双手握于踝关节，拇指按压三阴交穴位，收缩盆底肌，身体向下压。

（2）放松恢复体位，同样的动作重复四次。

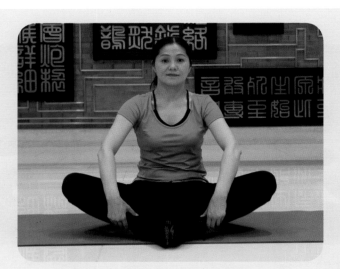

1. 按压三阴交

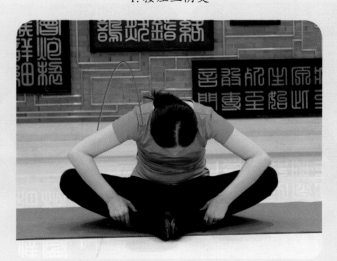

2. 上身下压

图 2-7　盘坐下压

第三段卧位

预备动作：仰卧，两手置于身侧（见图 2-8）。

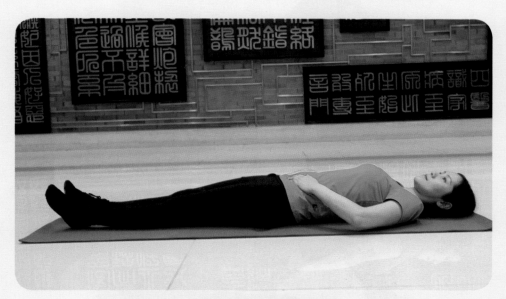

图 2-8　第三段预备动作

盆底功能康复操 ◆

1. 仰卧臀桥式（见图 2-9）

（1）双脚屈膝，吸气收缩盆底肌，同时缓慢抬起臀部。

（2）放松恢复体位，同样的动作重复四次。

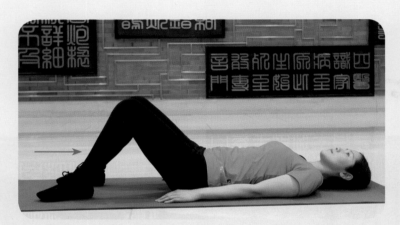

1. 屈膝

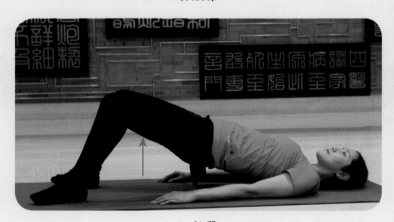

2. 抬臀

图 2-9　仰卧臀桥

2. 盆骨旋转式（见图 2-10）

（1）单脚屈膝，收缩盆底肌，单腿往对侧下压，扭转盆腔，保持脚尖不离地，上身不动，头部往反方向拉伸。

（2）放松恢复体位，同样的动作左右脚各重复四次。

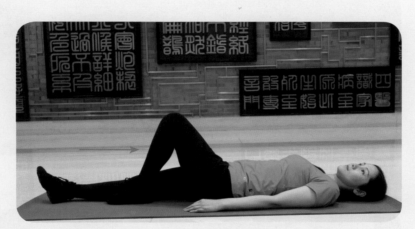

1. 单脚屈膝

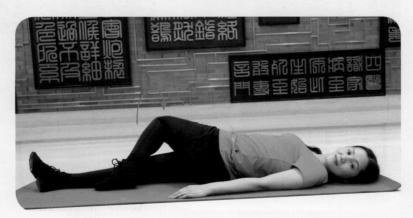

2. 往对侧下压

图 2-10　盆骨旋转

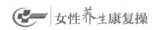

收功（见图 2-11）

仰卧放松，中指及拇指分别按揉子宫穴及带脉，顺时针及
逆时针按揉法，各揉八次，闭目以养心安神。

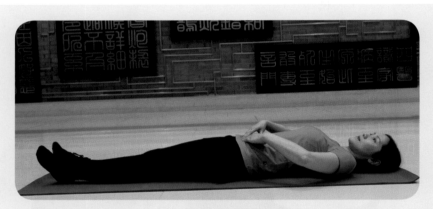

1. 按揉穴位

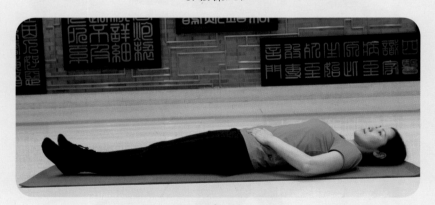

2. 放松

图 2-11　收功

四、注意事项

1.时间及频次：每天早、中、晚各进行1次，动作完成时收缩维持3秒，然后放松5秒，连续做15～30分钟[7][8]。

2.力度：先收缩肛门，再收缩阴道、尿道，产生盆底肌上提的感觉即可，切忌每次收缩时间过长，以免引起盆底肌过度疲劳。

3.不适合人群：女性月经期不适合锻炼；急性盆腔炎、盆腔包块大于5cm者不适合锻炼；行盆腔手术1周内者不适合锻炼。

主要参考资料

［1］朱兰，郎景和.女性盆底学［M］.2版.北京：人民卫生出版社，2008.

［2］伍丽艳.盆底肌功能训练临床效果分析研究（J）.国际医药卫生导报，2011，17（14）：1766.

［3］隋·巢元方.诸病源候论［M］.北京：中国人民大学出版社，2010.

［4］清·吴谦.医宗金鉴［M］.北京：中国中医药出版社，1998.

［5］曹丽丽.穴位按揉对妊娠合并压力性尿失禁的干预效果观察［J］.中国医药指南，2015，13（25）：25-27.

［6］黄帝内经·素问［M］.北京：人民卫生出版社，2005.

［7］李亚，刘慧姝，郭晓俭，等，产前盆底肌功能锻炼对妊娠结局的影响（J）.现代生物医学进展，2010，10（11）：2129-2131.

［8］万忠艳，阴道分娩前后行盆底肌功能锻炼对盆底肌张力的影响（J）.广西医学，2011，33（6）：697-698.

㊣ 通络健美盆腔操

一、简介

《素问·举痛论》曰："愿闻人之五脏卒痛，何气使然？经脉流行不止，环周不休。寒气入经而稽迟，泣而不行，客于脉外则血少，客于脉中则气不通，故卒然而痛。"说明了人身经脉中的气血，周流全身，循环不息，寒气侵入经脉，经血就会留滞，凝涩而不畅通。如果寒邪侵袭在经脉之外，血液必然会减少；若侵入脉中，则脉气不通，就会突然作痛。所以气血运行不畅是引起机体疼痛的重要原因。朱丹溪《饮食色欲箴序》中提到"山野贫贱，淡薄是谙，动作不衰，此身亦安"，提倡运动以活气血，心态淡然，勤耕不辍，身体安好，寿命也长久。盆腔操是一套以腹部运动为主的养生操，可加速盆腔血液循环，减少盆腔瘀血，促进局部瘀血的吸收，从而缓解盆腔疼痛。

二、养生功效

1. 缓解盆腔疼痛：通过运动可加速盆腔血液循环，减少盆腔瘀血，促进局部瘀血的吸收，

2. 调理胃肠：运动时以腹式呼吸为主，对于膈肌、腹肌、肝、脾和胃肠等均起着按摩作用，消化器官（特别是肠胃组织）得到良性刺激；同时，运动时腹压改变和按摩作用，又使局部微循环增加，促进了胃肠道蠕动。

3. 通利关节：盆腔操要求下肢的骨骼肌、关节、腰腹肌群都要充分调动，从而提高了关节的柔韧性、灵活性。肌肉和关节由于血循环改善而得到充足营养，保持并增强肌肉的弹性、伸展性和灵活性。《吕氏春秋·古乐》记载："昔尧唐之始，阴多滞伏而湛积，水道壅塞，不行其源，民多郁阏而滞着，筋骨瑟缩不达，故作为舞以宣导之。"

4. 消脂增寿：盆腔操主要针对腹部、腿部肌肉的锻炼，对局部脂肪消除能取得良好的效果。《抱朴子》曰："知屈伸之法者，谓之导引，可以难老矣。明吐纳之道，谓之行气，可以延寿矣。"

三、动作要领

第一式：左右压膝（见图 3-1）

1. 端坐瑜伽垫或床上，并腿屈膝，屈膝尽量向胸部靠拢，两手按于膝上。

2. 左手向外压左膝，压膝时臀部固定不移开，尽量向下压，还原。

3. 右手向外压右膝，压膝时臀部固定不移开，尽量向下压，还原。

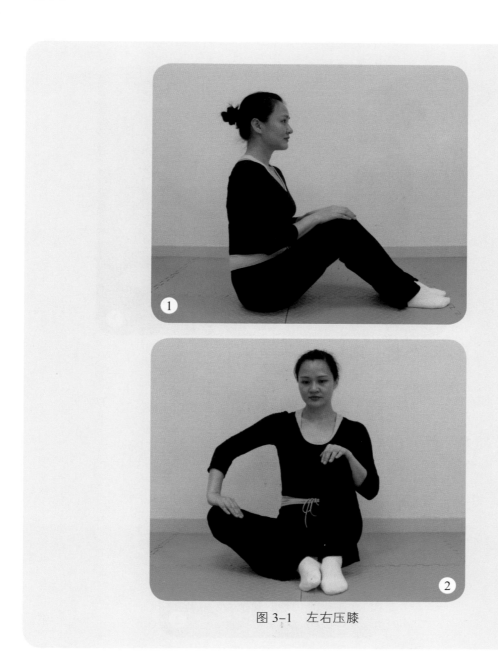

图 3-1　左右压膝

第二式：伸臂转体（见图 3-2）

1.端坐瑜伽垫或床上，两腿伸直，脚尖绷直，两手自然放于身体两侧。

2.右手上抬，上身右转，手随身转，右手摸左脚尖，还原。

3.左手上抬，上身左转，手随身转，左手摸右脚尖，还原。

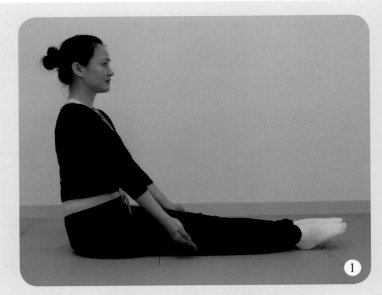

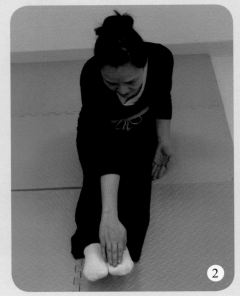

图 3-2　伸臂转体

第三式：屈膝转腰（见图 3–3 ）

1. 仰卧，十指交叉枕于头下。

2. 右脚屈膝 90 度置于左膝旁，上身不动，腰向左转，还原。

3. 左脚屈膝 90 度置于右膝旁，上身不动，腰向右转，还原。

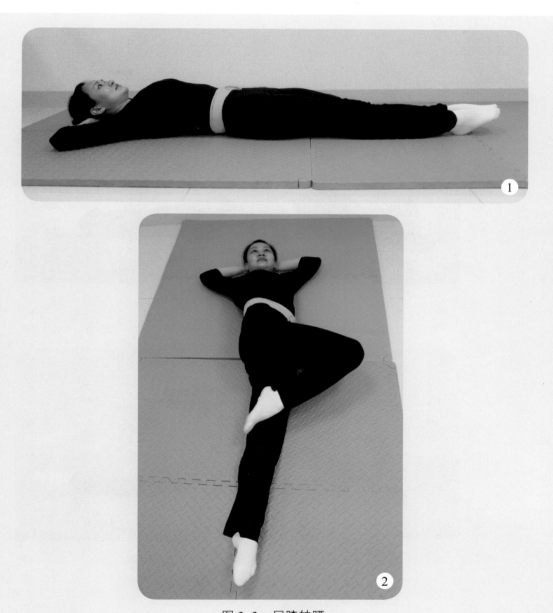

图 3–3　屈膝转腰

通络健美盆腔操 ◆

第四式：仰卧蹬腿（见图 3-4）

1. 仰卧，十指交叉枕于头下。

2. 右脚上提，屈膝成 90 度，右足上蹬，两腿夹角成 60 度，还原。

3. 左脚上提，屈膝成 90 度，左足上蹬，两腿夹角成 60 度，还原。

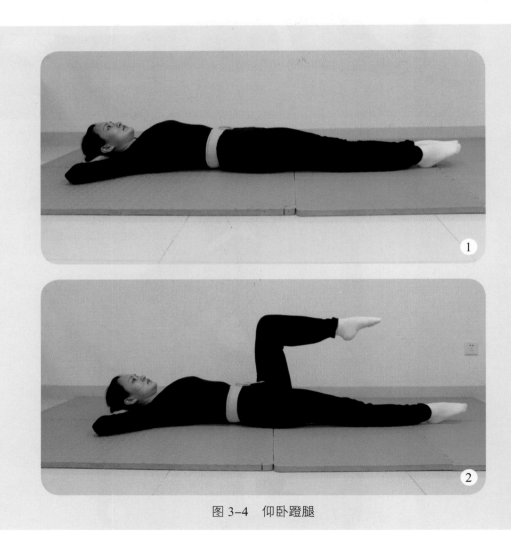

图 3-4　仰卧蹬腿

第五式：伸臂拍足（见图 3-5）

1. 仰卧，两臂上举，两腿伸直，脚尖绷直。

2. 上身不动，抬起右手、左脚，右手拍左脚尖，还原。

3. 上身不动，抬起左手、右脚，左手拍右脚尖，还原。

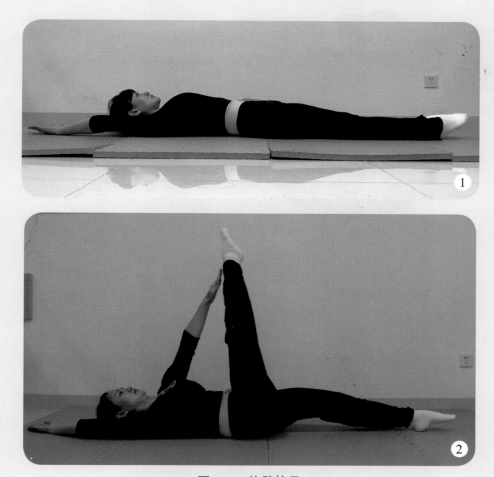

图 3-5　伸臂拍足

第六式：侧卧蹬腿（见图3-6）

1. 仰卧，十指交叉枕于头下。

2. 右腿屈膝90度置于左膝旁，上身不动，腰向左转，右脚向前踢出，两腿夹角成45度，还原。

3. 左腿屈膝90度置于右膝旁，上身不动，腰向右转，左脚向前踢出，两腿夹角成45度，还原。

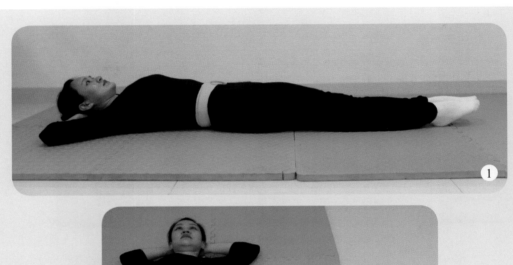

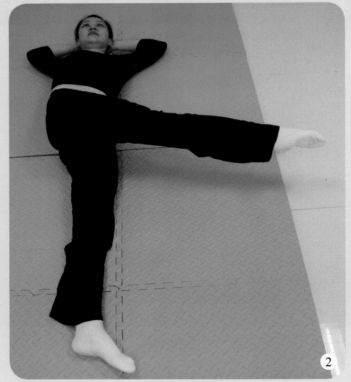

图3-6　侧卧蹬腿

第七式：交替屈膝（见图 3-7）

1. 仰卧，十指交叉枕于头下。

2. 两腿并拢上抬，左腿伸直，右腿屈膝上抬。

3. 右腿伸直，左腿屈膝上抬，两腿轮换如蹬自行车。

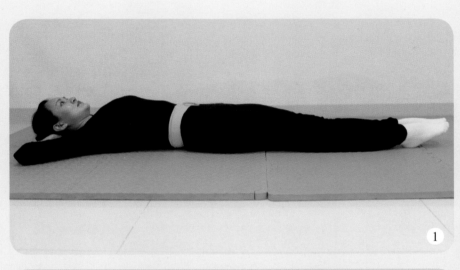

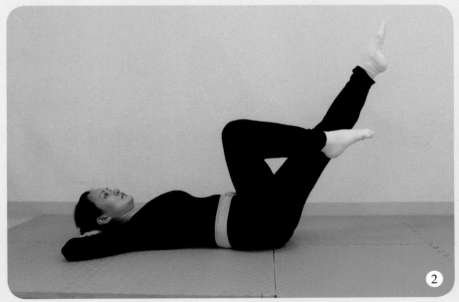

图 3-7 交替屈膝

第八式：屈膝松腿（见图3-8）

1.仰卧，两手自热放松置于身体两侧，两腿自然平放。

2.屈右膝，右腿放松还原。

3.屈左膝，左腿放松还原。

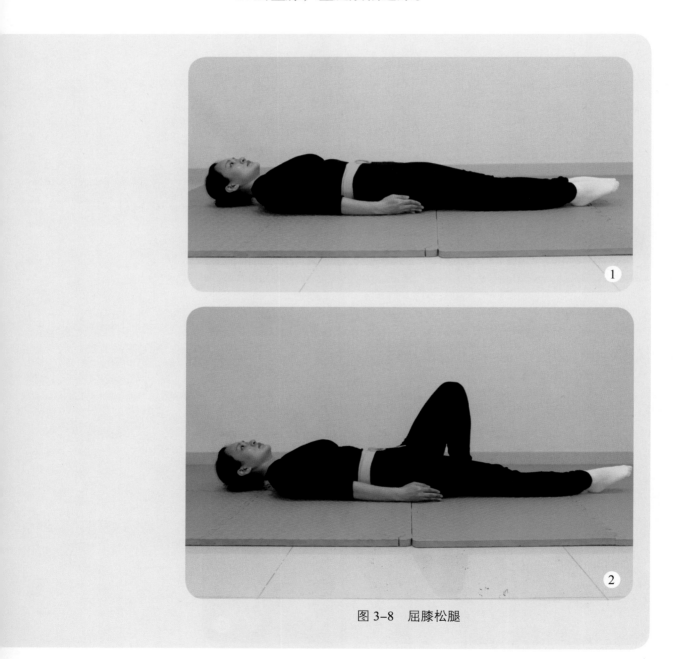

图3-8 屈膝松腿

四、注意事项

1. 时间及频次：每天两次，每次每式做十次为宜，动作宜缓慢进行，经期停做。

2. 力度：蹬腿时应尽量用力。

3. 适用人群：适用于广大女性，如患有腰椎间盘疾病患者应向专科医生咨询后再锻炼。

4. 锻炼准备：避免过饥过饱时做操，做操时应开窗，保证空气流通。锻炼后可饮用 200mL 温开水。

主要参考资料

[1] 黄帝内经·素问. 北京：人民卫生出版社，2005.

[2] 丁光迪. 诸病源候论养生方导引法研究 [M] 北京：人民卫生出版社，2010：9-11.

㊾ 舒经畅志保健操

一、简介

《类经》记载"经脉者，脏腑之枝叶；脏腑者，经脉之根本"[1]。《素问·生气通天论》谓："气血以流，腠理以密……长有天命[2]。"强调经络通畅、气血运行流畅对人体健康长寿的重要性。《灵枢·经脉》云："经脉者，所以能决死生，处百病，调虚实，不可不通[3]。"说明经络不通畅，脏腑就失去正常联络，不能正常发挥功能，气血运行不畅，阴阳失和，则影响健康。现代女性由于本身有经、带、胎、产等特殊生理过程，日常生活中又肩负工作、家庭的双重压力，更易受到风、寒、暑、湿、热等外邪的侵害，导致气机失调。女性较敏感，情绪不稳定，容易因各种压力产生忧郁、急躁、怒气、思虑过度等情绪波动，扰乱气血运行，导致瘀血滞留体内，再加上外毒的入侵，最终造成经络堵塞、阴阳失调、气血紊乱，而导致子宫肌瘤、乳房肿块、卵巢囊肿等妇科疾病。舒经畅志保健操通过掐按合谷穴、敲打带脉和肾俞、扭动腰部等运动，调节身体的经络平衡，使得经络疏通，气血流畅，达到强身健体、防病治病的目的。

二、养生功效

1. 宽心顺气：中医学认为"劳倦思虑太过者，必致血液耗亡，气行不畅，肝失疏泄，脏腑功能失调"。结合女性多思多虑的心理特点，应以"宽胸理气、调和气血、通利经络"为主要治疗原则。震膻中穴可以达到解郁散结、舒肝理气之功效。

2. 调畅情志：扩胸、舒展运动及腹式呼吸能调畅气机、充盈经脉，使身体肌肉放松，人体腠理适度开合，从而调畅情志，消除疲劳，减缓压力。

3. 养生保健：刺激足三里、合谷等常用保健穴位能达到强身健体之功效。通过头颈部运动，促进头颈部血液循环，预防头颈部疾病发生，同时还有健脑和增强记忆力的作用。通过身体的拉伸与腰部运动结合，改善腹部血液循环，增强胃肠的消化与吸收功能，既能调节脏腑功能，又能预防腹部脂肪的堆积。

三、动作要领

第一式：头颈部运动（见图 4-1）

1. 双脚分开直立，与肩同宽，双手叉腰保持身体平直，目视前方，头颈部依次缓慢前伸、左摆、右摆、后仰。

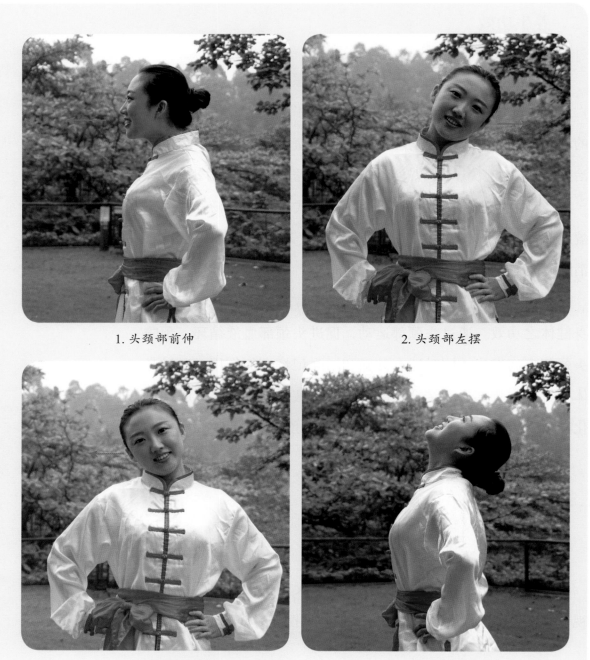

1. 头颈部前伸   2. 头颈部左摆

3. 头颈部右摆   4. 头颈部后仰

图 4-1　头颈部运动

第二式：震膻中穴（见图4-2）

膻中穴：膻中穴是任脉上的要穴，位于两个乳头连线的中间点，正中心的心窝处。

1. 自然站立，双脚并拢。

2. 十指相扣，手臂慢慢向前伸直平举，保持与肩同高，弹打膻中穴，伴随下蹲动作。

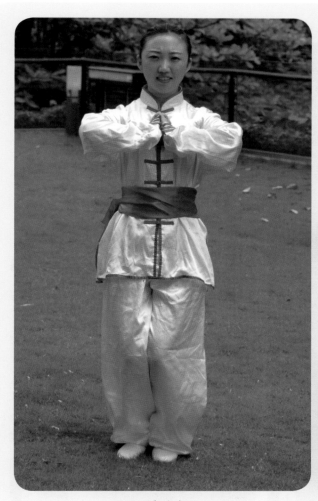 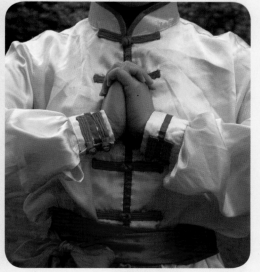

1.震膻中穴   2.震膻中穴

图4-2 震膻中穴

第三式：敲大椎穴（见图 4-3）

大椎穴：大椎穴是督脉上的要穴，位于颈部后面中间的第 7 节颈椎处、低头时凸起的部位。

1. 自然站立，双脚并拢。

2. 十指相扣，手臂慢慢向前伸直平举，保持与肩同高，手臂后伸弹打大椎穴，伴随下蹲动作。

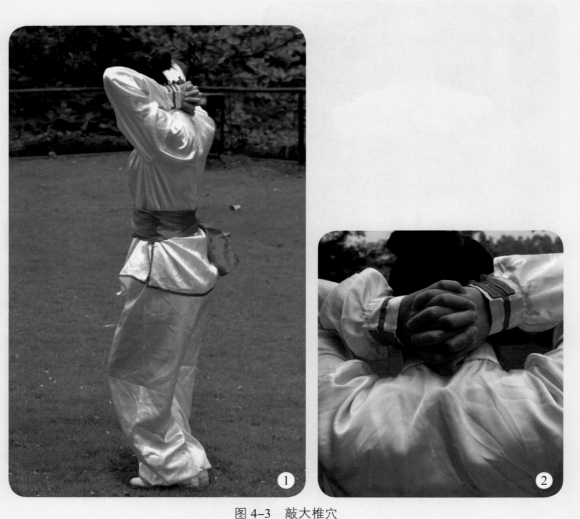

图 4-3　敲大椎穴

第四式：掐合谷穴（见图 4-4）

合谷穴：合谷穴是大肠经上的要穴，位于大拇指根部和食指根部的中间位置。

大拇指掐合谷穴，一掐一松，交替进行。

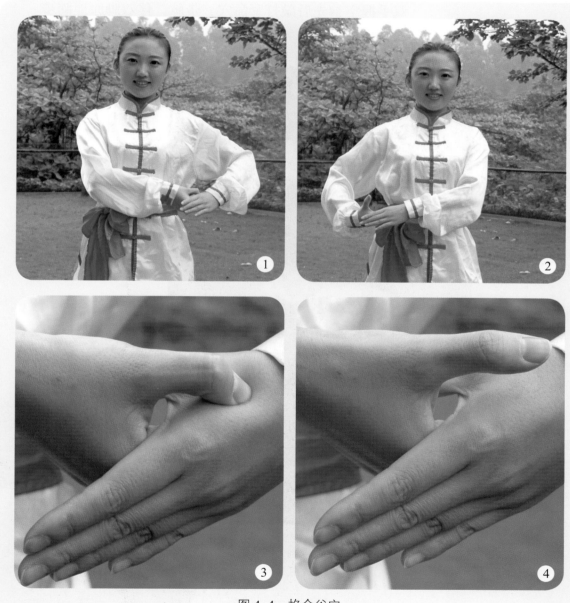

图 4-4　掐合谷穴

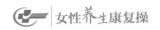

第五式：敲带脉、肾俞穴（见图4-5）

肾俞穴是膀胱经上的重要穴位，位于腰部最后一根肋骨同高、腰椎旁开两指。带脉是人体奇经八脉之一，在人体的腰部围一圈，是一条横向的经脉。

双手握空拳先后敲打肾俞穴、带脉，伴双脚原地踏步。

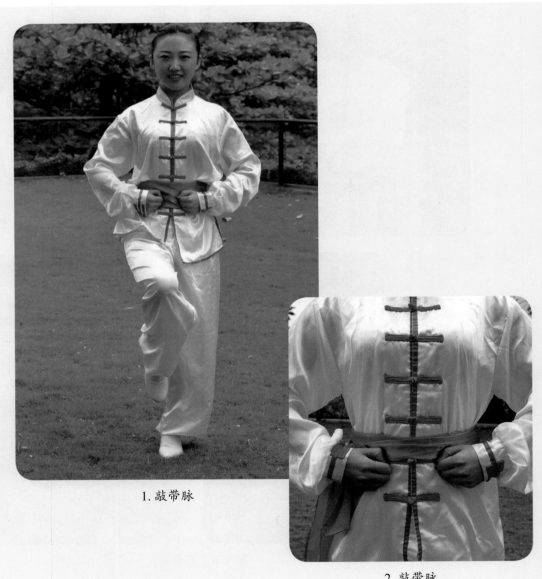

1. 敲带脉

2. 敲带脉

图4-5　敲带脉、肾俞穴（1）

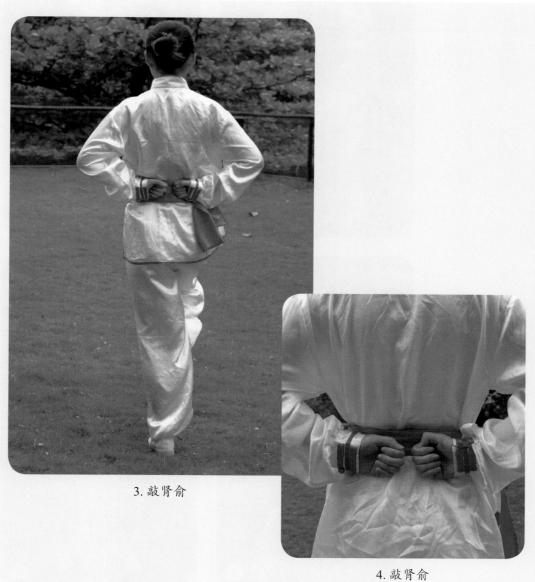

3. 敲肾俞

4. 敲肾俞

图 4-5　敲带脉、肾俞穴（2）

第六式：腰部运动（见图 4-6）

1. 自然站立，双脚与肩同宽。

2. 双手合十慢慢上举至头顶伸直双臂。

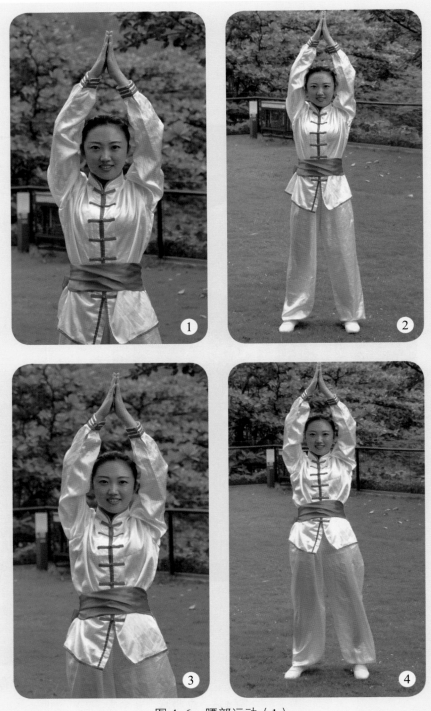

图 4-6　腰部运动（1）

3. 顺时针扭动腰部一周。

4. 逆时针扭动腰部一周。

5. 双手慢慢放松，自然垂下。

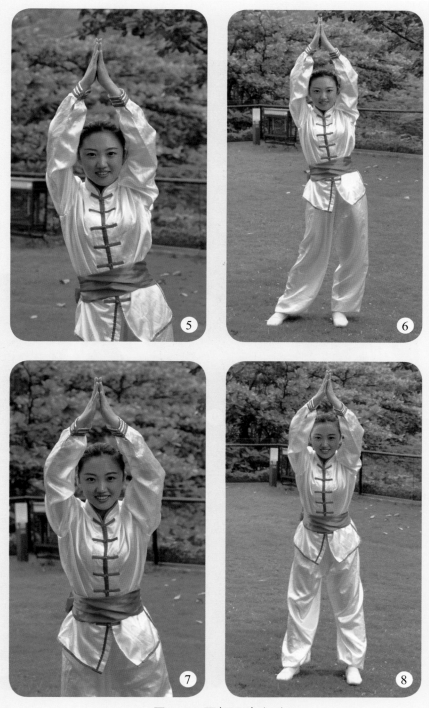

图 4-6　腰部运动（2）

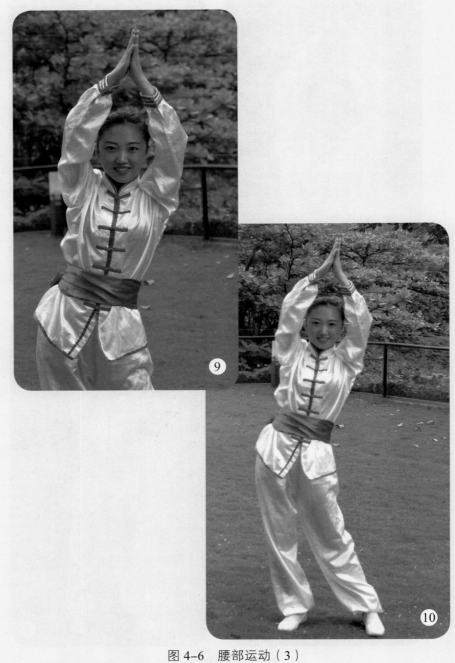

图 4-6 腰部运动（3）

第七式：敲足三里穴（见图4-7）

足三里穴：足三里穴是胃经上的第一要穴，位于膝盖骨下

四指、胫骨外线旁开一指的位置。

双腿微屈膝，双手握空拳拍打足三里穴，伴随下蹲动作。

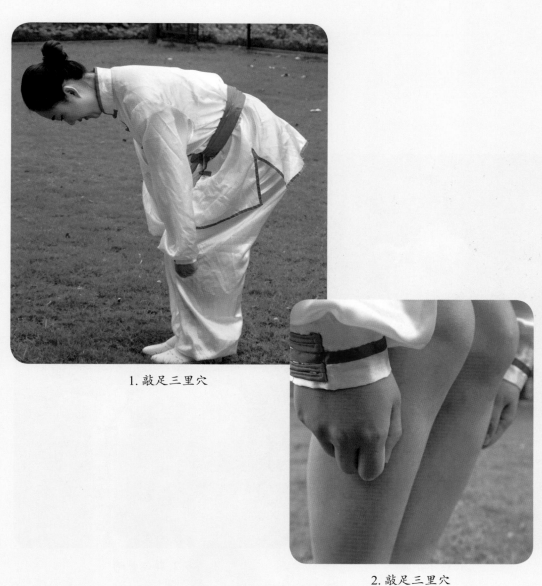

1. 敲足三里穴

2. 敲足三里穴

图4-7　敲足三里穴

第八式：扩胸运动（见图 4-8）

1. 双脚并拢，双手自然下垂，目视前方。

2. 左脚向左前方迈出，右脚脚尖点地，转体扩胸。左右交替进行。

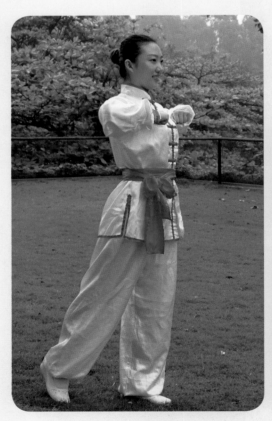

1. 转体扩胸

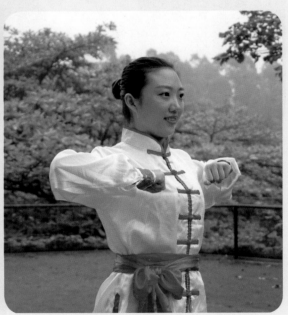

2. 转体扩胸

图 4-8　扩胸运动

第九式：舒展运动（见图 4-9）

1. 目视前方，自然站立。

2. 双手握拳交叉于胸前，伴膝盖弯曲。

3. 舒展双臂，与肩平齐，伴膝盖弯曲。

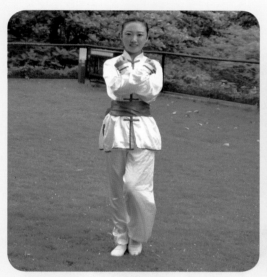

1. 双手握拳，交叉胸前

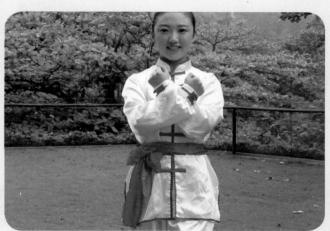

2. 双手握拳，交叉胸前

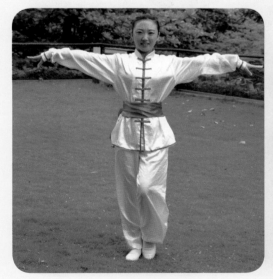

3. 舒展双臂，与肩平齐

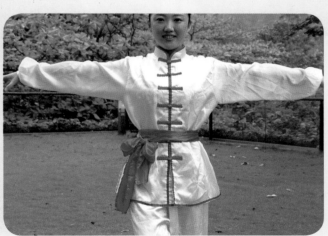

4. 舒展双臂，与肩平齐

图 4-9　舒展运动

第十式：收功：腹式呼吸（见图 4-10）

腹式呼吸：用腹部呼吸，吸气鼓起腹部，呼气收缩腹部。

用鼻呼吸、口呼吸都可以。呼吸一次 10 至 15 秒。

1. 两眼微闭，自然站立，双臂下垂。

2. 双手伸直，外展画圆，收于下腹前，伴腹式呼吸。

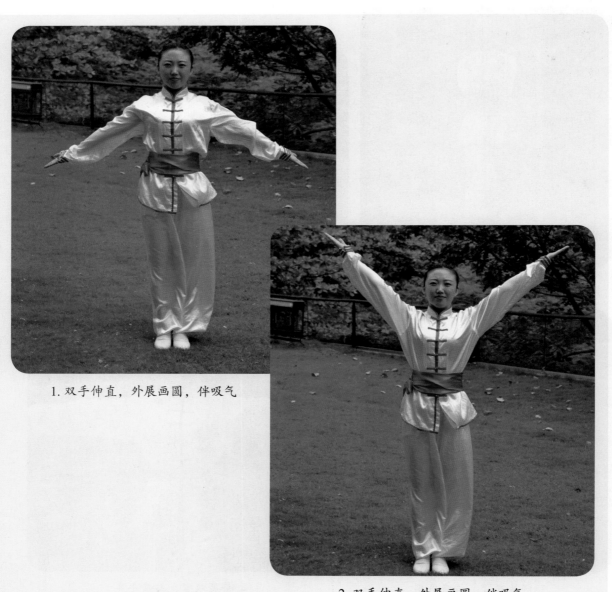

1. 双手伸直，外展画圆，伴吸气

2. 双手伸直，外展画圆，伴吸气

图 4-10 收功：腹式呼吸（1）

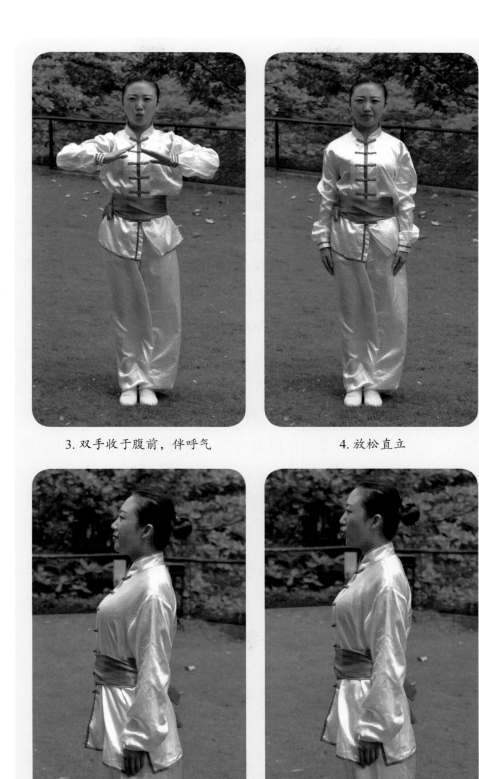

3. 双手收于腹前，伴呼气　　　　　4. 放松直立

5. 吸气肚鼓　　　　　　　　6. 呼气肚瘪

图 4-10　收功：腹式呼吸（2）

四、注意事项

1.时间及频次：建议每天两次，早、晚各一次。每套动作重复4至5遍，坚持锻炼。每一式动作用时2秒；每一式动作重复4到5遍，一式动作完成需要约10秒。共10式，整套动作完成需要3分钟左右。建议患者每天早晚用3～5分钟的时间进行全套动作练习。若感觉比较轻松时可适当增加重复次数。锻炼量以不感到疲劳、身体微微出汗为宜。

2.运动量：根据个体情况而定，运动量由少到多，量力而行，持之以恒，循序渐进。

3.锻炼时全身自然放松，呼吸平稳，排除杂念。

4.掐按及敲打等动作用力均匀，逐渐加强力量，以开始感到舒适为宜。

5.可以配合喜欢的音乐进行。

6.适用人群：广大女性。

7.注意：颈椎病、腰椎病等患者应先咨询专科医生。

主要参考资料

[1]孙朝润.中医学对人体解剖学的论述[J].中医研究，2016，29（12）:10-12.

[2]宾炜，何丽君.《素问·生气通天论》临床施治思路刍议[J].新中医，2017，49（4）:169-170.

[3]王居易，王丽平.认识经络，调整经络，呵护经络——中医治未病理论的核心[J].中国针灸，2011，31（4）:329-332.

❀ 柔筋疏肝操

一、简介

中医理论认为"东方生风，风生木，木生酸，酸生肝"[1]，"肝者，罢极之本，魂之居也，其华在爪，其充在筋，以生血气"[2]，"肝藏血，血舍魂"[3]。肝主疏泄，又主藏血，与人的情志活动有关，能促进人体的消化和气、血、水的正常运行。柔筋疏肝操通过活动全身筋骨，起到疏肝养血、预防疾病、美容强身的作用。

二、养生功效

1. 助消化吸收：肝经络于胆，肝与胆相表里。肝的疏泄功能正常，则气机调畅，胆道通畅，胆汁顺利进入消化道，起到帮助消化的作用。脾胃同居中焦，脾主升，胃主降，肝脏疏泄正常，则气机调畅，脾胃升降正常，消化机能旺盛。

2. 益睛明目："肝受血而能视"[4]，肝主藏血，开窍于目，肝血充盈，上养目窍，达到益睛明目、保护视力的作用。

3. 强筋健骨：《素问》云"食气入胃，散精于肝，淫气于筋"[5]。肝主筋，人体筋膜的营养来源于肝，肝血充盈，筋膜得养，从而筋力强健，运动有力，关节活动灵活自如。

4. 养血美容：肝藏血，其华在爪。"爪为筋之余"[2]，中医认为，爪甲肌肤是筋延伸到体外的部分，肝脏阴血充足，筋膜得养，则爪甲坚韧，肌肤光泽红润，富有华色。

5. 调节月经：肝藏血，主疏泄，肝经与冲任二脉相连。行柔筋疏肝操可使肝脏功能正常，肝血充盈，肝气条达，疏泄正常，则血海能按时满溢，月经正常。

三、动作要领

第一式：单手助力松颈项（见图5-1）

功法：端正站姿，双目平视，双手垂直放于大腿两侧，全身放松。

1. 右手手掌向上缓慢抬高过头，放于左耳耳尖处，头同时向右伸展，保持三秒，还原。

2. 左手手掌向上缓慢抬高过头，放于前额，头同时向上伸展，保持三秒，还原。

3. 左手手掌向上缓慢抬高过头，放于右耳耳尖处，头同时向左伸展，保持三秒，还原。

4. 右手手掌向上缓慢抬高过头，放于枕后，头同时向下伸展，保持三秒，还原。

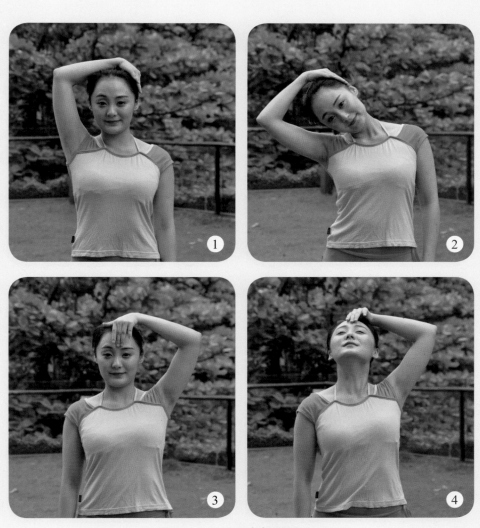

图 5-1　单手助力松颈项（1）

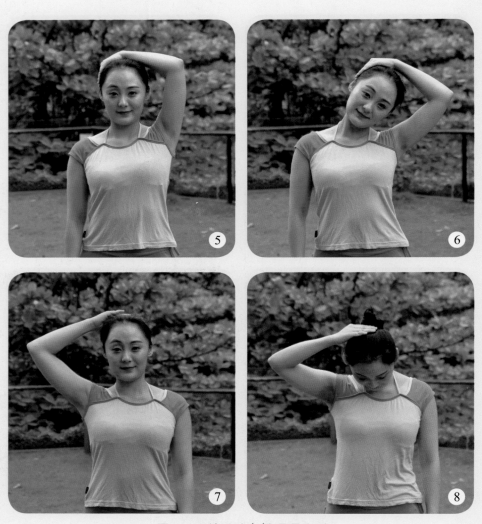

图 5-1　单手助力松颈项（2）

第二式：托天侧弯调肝肾（见图 5–2）

功法：双脚与肩同宽，双手垂直放于大腿两侧，吸气时，双手缓慢抬高向上，在胸前反掌抬高至头顶，掌心向上，指尖相对；呼气时，双手伸直，左右侧弯腰并配合呼吸。

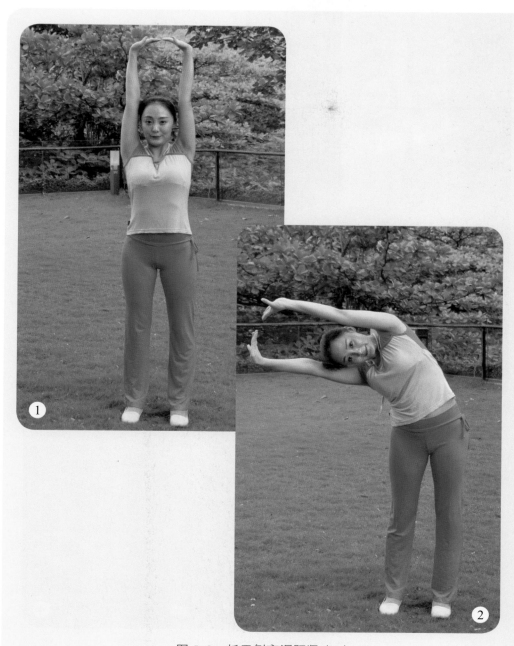

图 5–2　托天侧弯调肝肾（1）

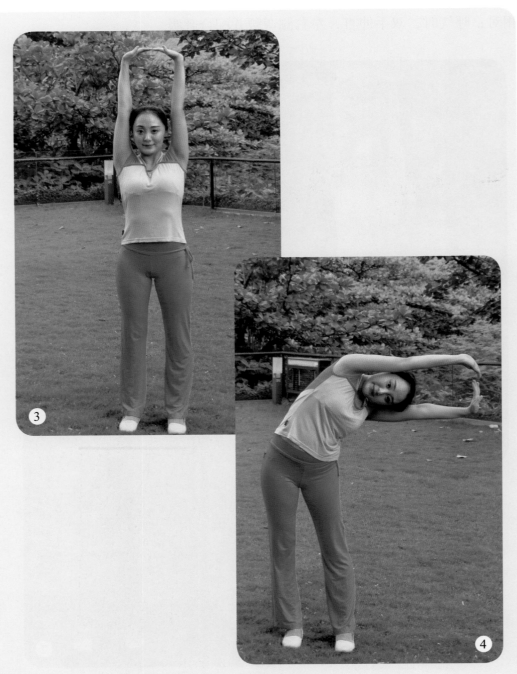

图 5-2 托天侧弯调肝肾（2）

第三式：左右抡臂理肩脊（见图5-3）

功法：双脚并拢，双手垂直放于大腿两侧，右手掌心向下，由前向上，伸至头顶，翻转手掌，掌心对外，向后伸展，与此同时目随手移，上身向右后转动，当右手降至最低点时，左手掌心向下，由前向上，伸至头顶，翻转手掌，掌心对外，向后伸展，与此同时目随手移，上身向左后转动，反复4次。

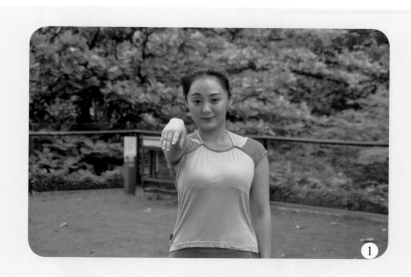

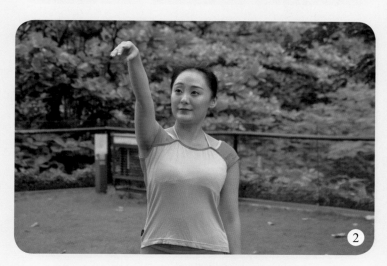

图5-3　左右抡臂理肩脊（1）

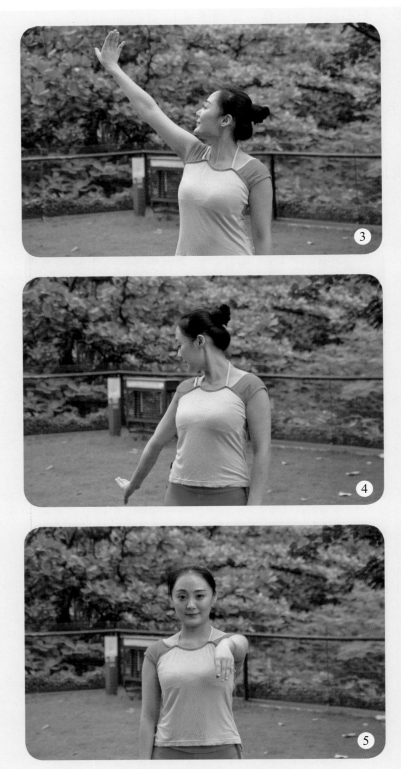

图 5-3　左右抡臂理肩脊（2）

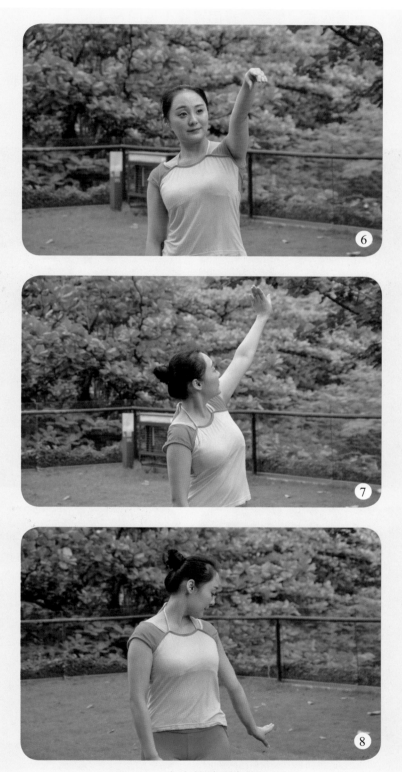

图 5-3　左右抡臂理肩脊（3）

第四式：举手鞠脊固肾腰（见图 5-4）

功法：双脚与肩同宽，双手垂直放于大腿两侧，双手手掌相对，缓慢伸至头顶，与肩同宽，上身缓慢前鞠与腰齐平，保持三秒，还原，反复 4 次。

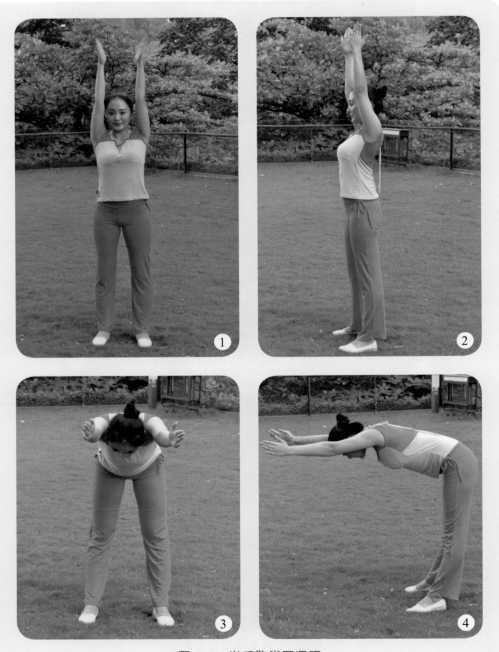

图 5-4　举手鞠脊固肾腰

第五式：伸手攀足促平衡（见图5-5）

功法：双脚并拢，双手垂直放于大腿两侧，右手由前方缓慢举起过耳，手臂伸直掌心向内，同时左脚屈膝，绷直脚背，左手握住脚背，上身挺直保持三秒，还原。左手由前方缓慢举起过耳，手臂伸直掌心向内，同时右脚屈膝，绷直脚背，右手握住脚背，上身挺直保持三秒，还原。反复四次，配合呼吸。

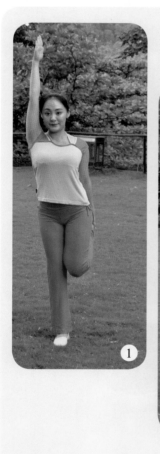
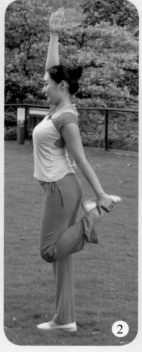
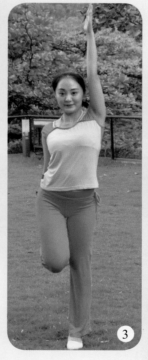
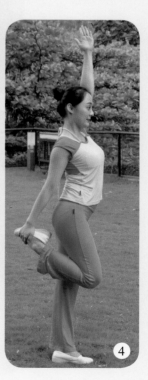

图5-5　伸手攀足促平衡

第六式：平举屈膝强筋骨（见图 5-6）

功法：双脚并拢，双手垂直放于大腿两侧，双脚屈膝下蹲，同时双手掌心向下，向前伸展与肩平行，双膝屈曲 90 度，上身挺直微倾，保持三秒，配合呼吸。

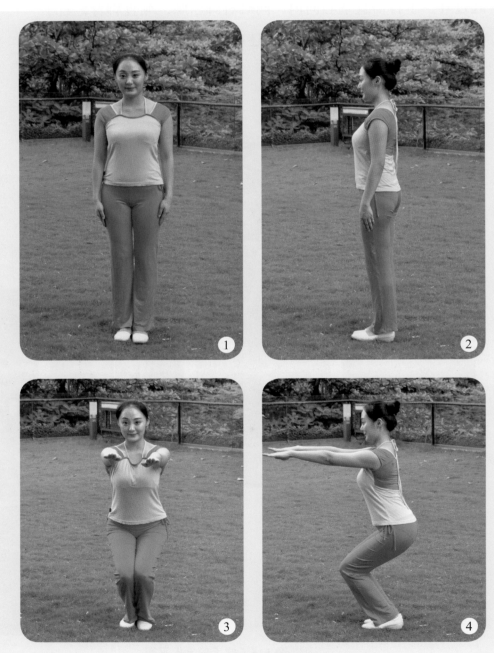

图 5-6 平举屈膝强筋骨

第七式：展翅摆腿强站立（见图 5-7）

功法：双脚并拢，双手垂直放于大腿两侧，双手由胸前交叉打开与肩平行，掌心向外，指尖向上，同时右脚前伸勾脚，保持三秒。然后双手由两侧向上合十，同时右脚后伸，绷直脚背，保持三秒。左脚重复同样动作，做 4 组，配合呼吸。

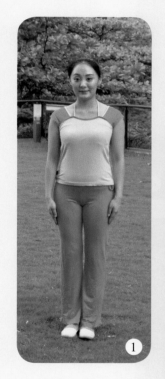
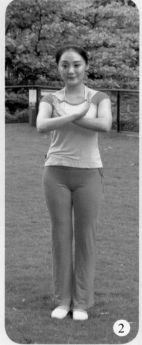
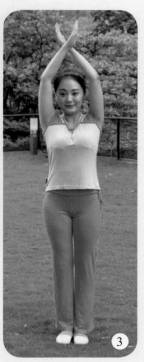

图 5-7　展翅摆腿强站立（1）

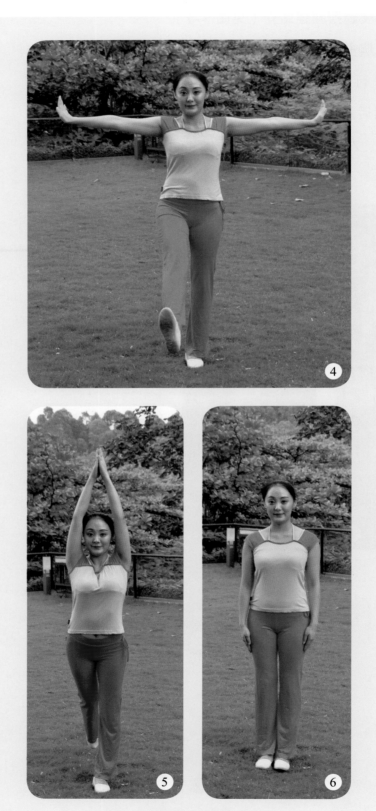

图 5-7　展翅摆腿强站立（2）

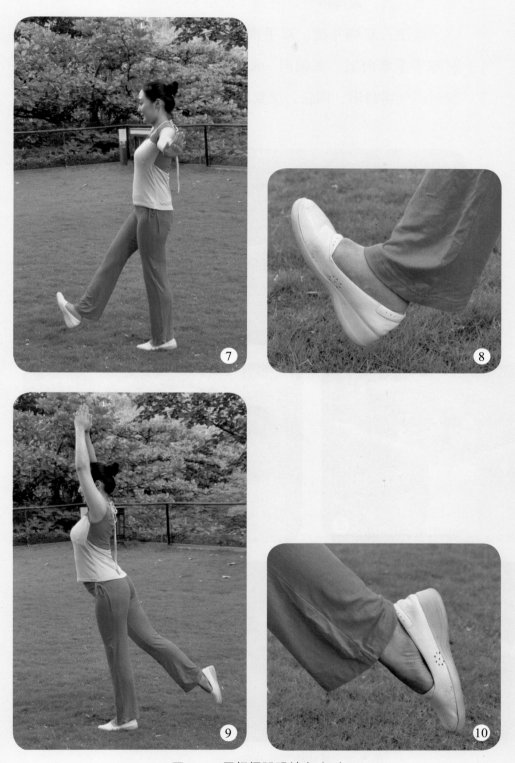

图 5-7　展翅摆腿强站立（3）

第八式：凝神静气沉丹田（见图5-8）

功法：双脚并拢，双手垂直放于大腿两侧，深呼吸，吸气时双手手掌向上，头偏向一侧，随手向上，双手缓慢过头，呼气时，气运丹田，调息，反复两次，双手合十胸前，收功。

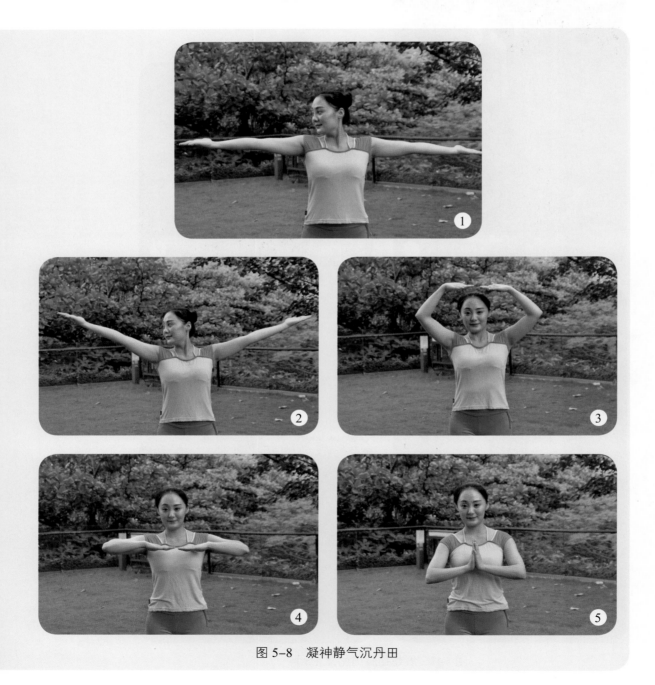

图5-8　凝神静气沉丹田

四、注意事项

1. 时间及运动量：可每日习练 1 至 2 次，以微微汗出且不感觉疲劳为宜。运动后精神愉快、脉搏稳定、血压正常、食欲及睡眠良好，表明运动量适宜。练操后如果出现身体疲惫感增加，乏力，呼吸急促，脉搏增快且长时间得不到恢复，食欲不振，睡眠不佳，则表明运动量过大，应适当减少练操次数。

2. 环境：宜选择光线明亮、通风良好的室内场所。练操后人体毛孔开张，应避免直面吹风，以免风邪入体。

3. 呼吸：练操时注意身形中正，心静体松，配合呼吸，以腹式呼吸尤佳。练操中如出现心慌、气短、头晕等不适现象，应马上终止，并休息片刻。

4. 不适用人群：身体虚弱者或骨折患者。

主要参考资料

［1］素问·阴阳应象大论［M］.北京：人民卫生出版社，2005.

［2］素问·六节藏象论［M］.北京：人民卫生出版社，2005.

［3］灵枢·本神［M］.北京：人民卫生出版社，2005.

［4］素问·五脏生成［M］.北京：人民卫生出版社，2005.

［5］素问·经脉别论［M］.北京：人民卫生出版社，2005.

㊣ 更年期保健操

一、简介

《素问·上古天真论》云："女子七岁……五七阳明脉衰，面始焦，发始堕；六七三阳脉衰于上，面皆焦，发始白；七七任脉虚，太冲脉衰少；天癸竭，地道不通，故形坏而无子也。"说明更年期妇女体质由盛而衰，正气由强变弱，此期肾气渐衰，冲任亏虚，天癸将竭，精血暗耗，元气损伤，阴阳失去平衡，易出现潮热、汗出、心烦不安等症状，影响正常的生活与工作，导致生活质量降低，因此更年期女性的保健显得尤为重要。

更年期保健操由广东省中医院王小云主任发明，主要针对广大更年期妇女。该保健操由梳头、搓面、动眼、摩鼻、抚耳、转舌、叩齿、摇颈、吐气、扭腰、提肛等多段动作组成，具有强身健体、延缓衰老的作用，能够有效预防与改善更年期综合征。

二、养生功效

1. 调理脏腑：五官与身体的五脏息息相关，五官的运动或感觉异常反映了各脏腑功能的衰退，更年期保健操通过头面五官的运动，能够调理其对应的脏腑功能，延缓衰老。

2. 调整阴阳：《修龄要旨》云："一吸便提，气气归脐，一提便咽，水火相见。"其中包括腹式呼吸、提肛、吞津三个重要动作，能使气聚丹田，练精化气，水火相济，阴平阳秘，是养生长寿的秘诀之一。

3. 调节气机：脐为"生气之原"，亦是"呼吸之门""气机总枢"，更年期保健操通过腹部吐气运动，从而调节一身的气机，能舒肝解郁，调节情绪，具有防病治病的功效。

4. 疏通经脉："动则通，不通则痛"；"导引，谓摇筋骨，动肢节，以行气血也"。更年期保健操通过颈部与腰部等部位的运动，能起到疏通经络、调和气血的作用，能缓解疼痛，消除疲劳，预防疾病。

三、动作要领

第一式：梳头（见图6-1）

1. 两脚自然分开站立。

2. 双手自然分开并弯成"爪"状。

3. 交替由前额至后枕梳理5分钟，自感头部轻松为止。

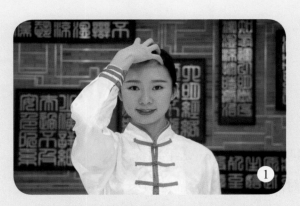

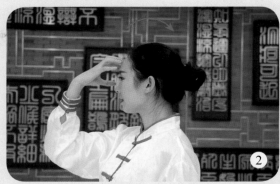

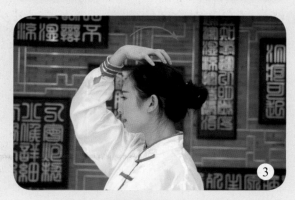

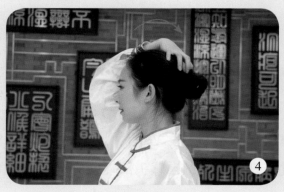

图 6-1　梳头

第二式：搓面（见图 6-2）

1. 两手平放于面部，四指并拢。

2. 沿鼻翼由下而上，由内至外画弧。

3. 反复揉搓，直至面部发热为止。

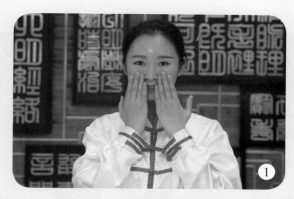

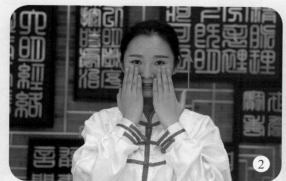
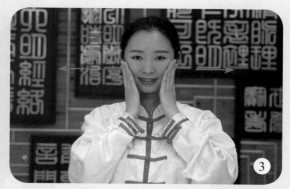

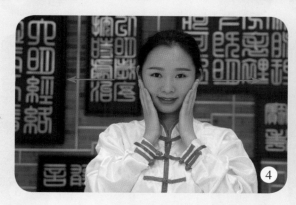
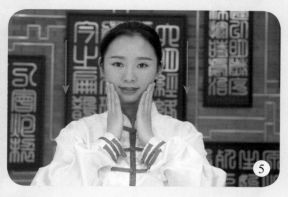

图 6-2　搓面

第三式：动眼（见图6–3）

1. 眼珠以顺时针方向转动30次。

2. 眼珠以逆时针方向转动30次。

3. 尽量往远处看。

4. 再看向鼻尖，共5分钟。

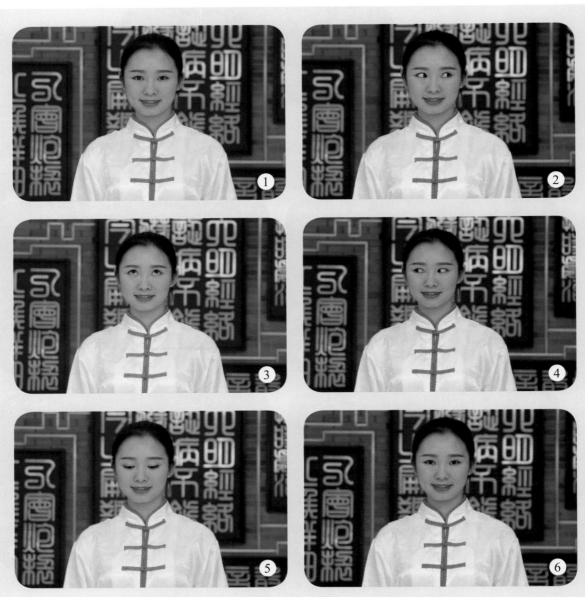

图6–3　动眼

第四式：摩鼻（见图6-4）

1. 用双手拇指关节对准鼻翼及鼻翼两侧的迎香穴。

2. 进行反复揉搓，直至发热为止。

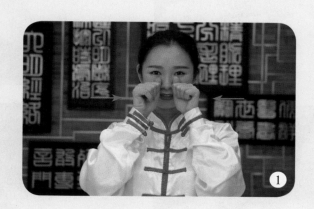

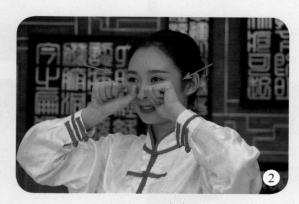

图6-4　摩鼻

第五式：抚耳（见图 6-5）

1. 摩耳轮：以食指贴耳廓内层，拇指贴耳廓外层，不分凹凸高低处，相对捏揉。

2. 按耳窝：先按压外耳道开口边的凹陷处，再按压上边凹陷处。

3. 提耳尖：用双手拇指、食指分别捏左右耳上部，先揉捏

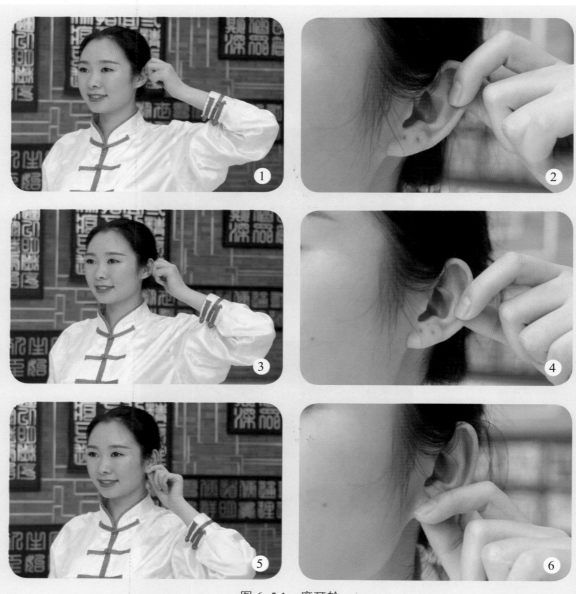

图 6-5.1　摩耳轮

此处，然后再往上提揪。

4. **拉耳垂**：用左右手的拇指、食指同时按摩耳垂，先将耳垂揉捏、搓热，然后再向下拉。

5. **推耳后**：用两手中指、食指指面，分别置于两耳前后，上下来回推擦。此法不拘遍数，做 2～5 分钟，以耳部感到发热为止。

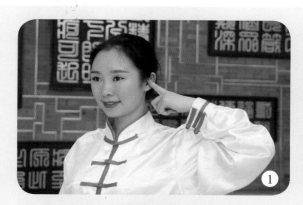
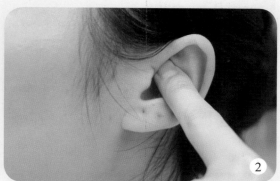

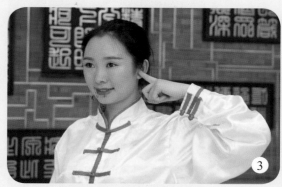
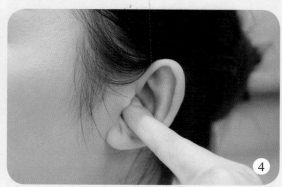

图 6-5.2　按耳窝

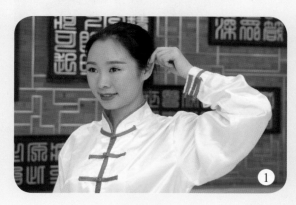
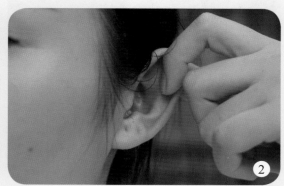

图 6-5.3　提耳尖

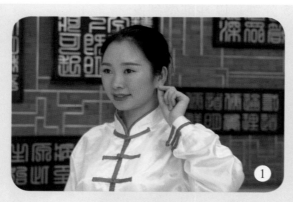 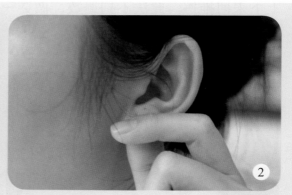

图 6-5.4 拉耳垂

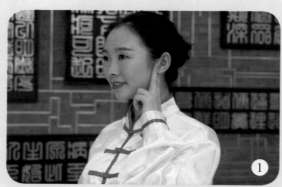 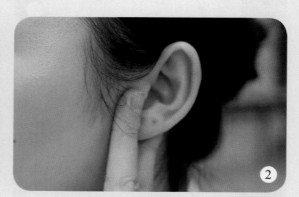

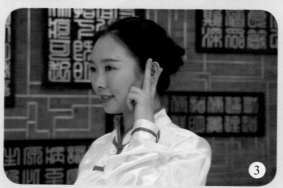 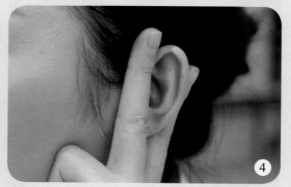

图 6-5.5 推耳后

第六式：转舌（见图6-6）

1.舌头在口腔内反复运动，包括齿前、齿后、上颚、下颚。

各2～3分钟。

2.然后将产生的唾液徐徐咽下。一天1～2次。

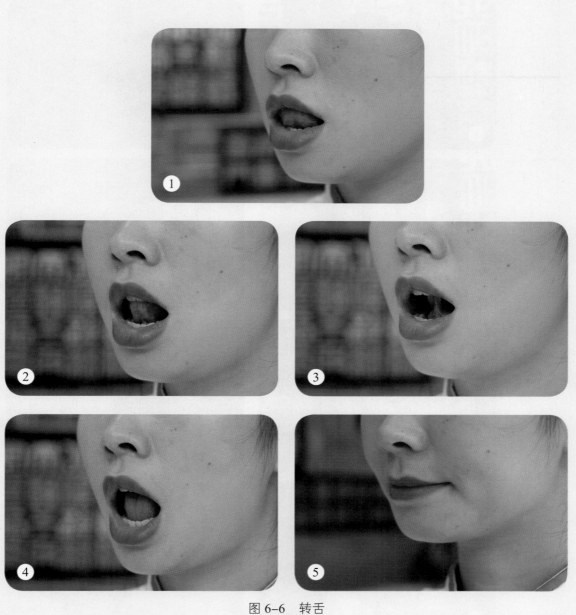

图6-6　转舌

第七式：叩齿（见图 6-7）

1. 反复做叩齿动作。2 ~ 3 分钟。

2. 并用舌头舔上颚。2 ~ 3 分钟。

3. 最后将唾液吞下。一天 1 ~ 2 次。

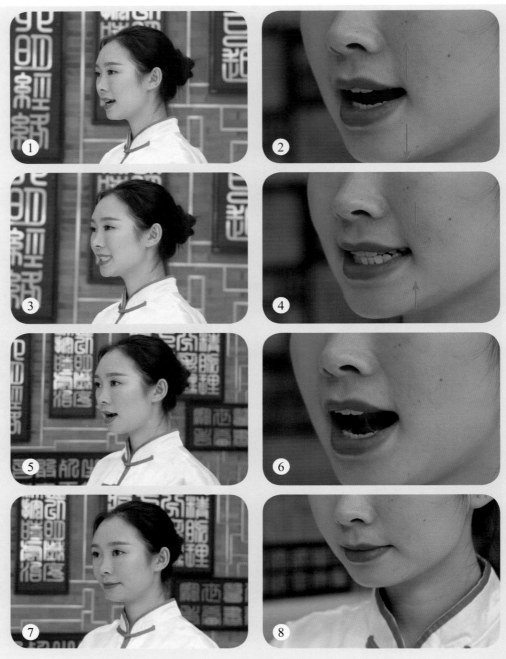

图 6-7　叩齿

第八式：摇颈（见图 6-8）

1. 双手叉腰，保持端坐。

2. 颈部分别往左后、正后、右后、右前、正前、左前方向仰伸或俯伸呈"米"字，做 5 至 10 分钟。

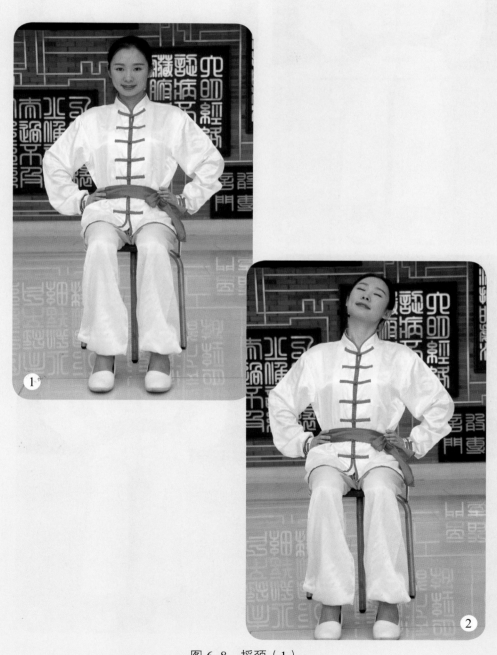

图 6-8　摇颈（1）

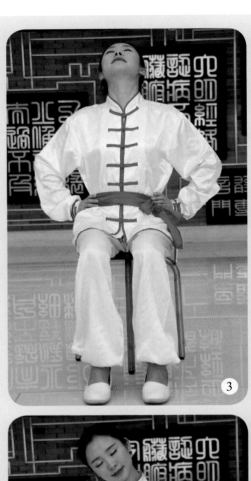
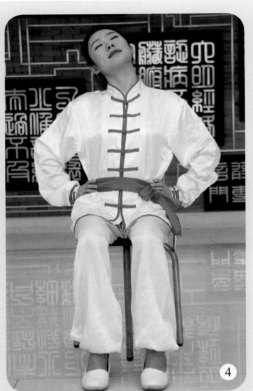
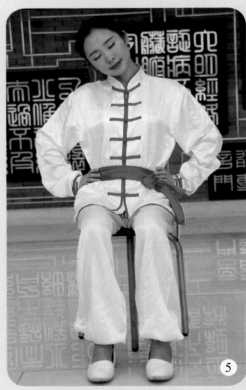
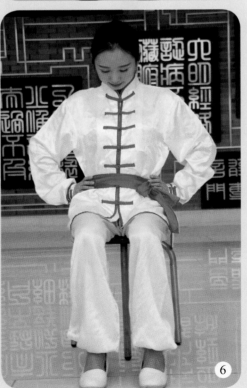

图 6-8 摇颈（2）

第九式：吐气（见图6-9）

1. 取仰卧或舒适的冥想坐姿，放松全身。

2. 右手放在腹部肚脐，左手放在胸部。

3. 吸气时，最大限度地向外扩张腹部，胸部保持不动。

4. 呼气时，最大限度地向内收缩腹部，胸部保持不动。

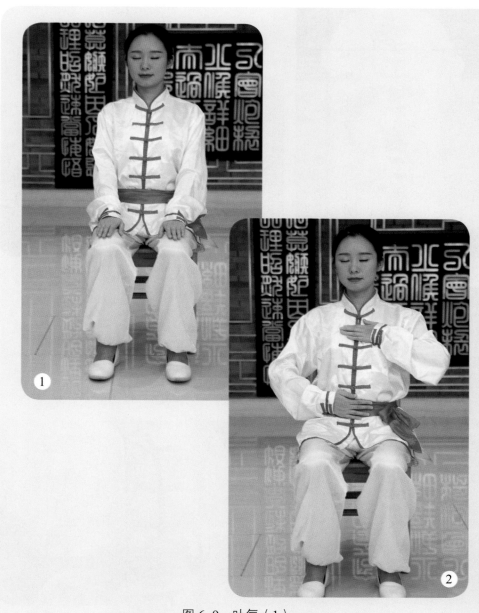

图6-9　吐气（1）

5. 循环往复，保持每一次呼吸的节奏一致。细心体会腹部的一起一落。

6. 每次练习 5 分钟，逐渐增加到 10 ～ 15 分钟，每天进行 2 ～ 3 次。

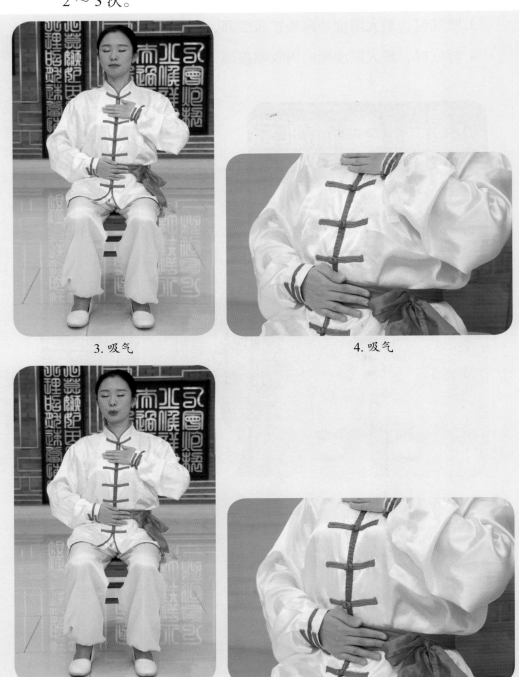

3. 吸气

4. 吸气

5. 呼气

6. 呼气

图 6-9　吐气（2）

第十式：扭腰（见图 6-10）

1. 两脚自然分开，与肩同宽。

2. 两手向两侧平伸，身体保持直立。

3. 分别向两侧用力倾斜 20 次。

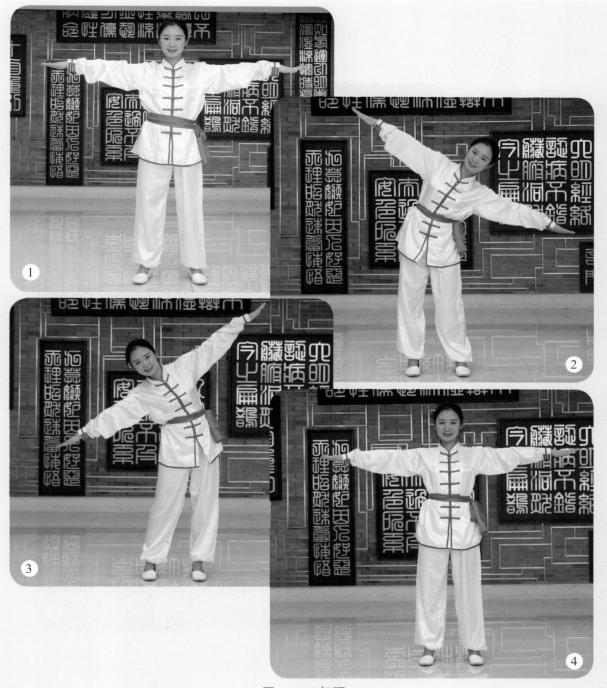

图 6-10　扭腰

第十一式：提肛（见图 6–11）

1. 自然站立。

2. 用力收缩肛提肌约 100 次。

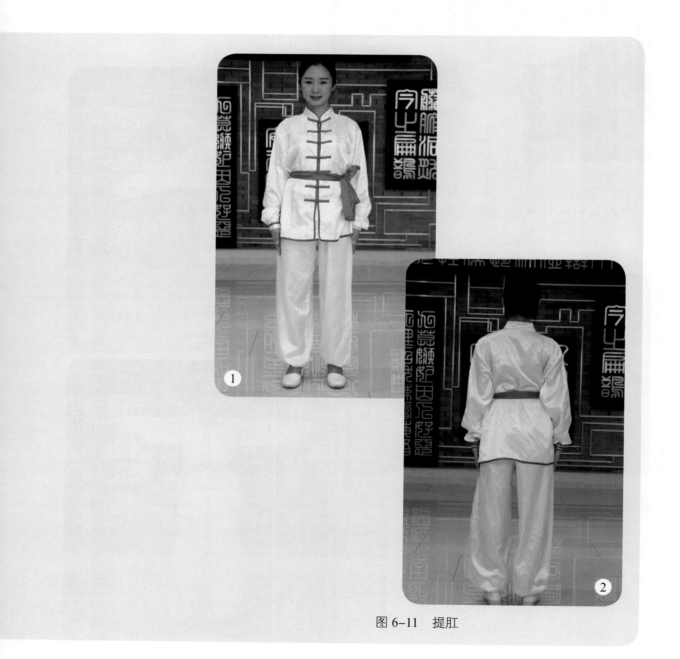

图 6–11　提肛

四、注意事项

1. 锻炼准备：宜穿着宽松柔软的衣服；只要空气新鲜，室内外环境均可；初学者需要内心安静。

2. 时间及频次：宜每日一练，以清晨时间最为合适，每次练习半个小时，具体频次要求详见动作要领。遇恶劣天气、日食月食、节气转换及过饱过饥时，均不宜练功。注意练习不可间断，方能收获功效。

3. 力度：力度不宜过大，速度不宜过快，以身体舒适为度，避免损伤肌肉筋骨。

4. 顺序：学练应循序渐进，第一段动作练习到位后再练第二段。每学一段功法，都要先练习好动作，再配合呼吸，最后再意守，不可做反。

5. 不适用人群：更年期保健操适用于广大更年期女性，可视自身情况调整练习强度。骨骼疾病或严重骨质疏松者，孕妇，严重心、脑、肾疾病患者，以及体质过于虚弱者不宜习练。

主要参考资料

［1］黄帝内经［M］.中医古籍出版社.2009.

［2］王洪彬，李晓泓，孙志芳，等.古代医籍中女性更年期体质初探［J］.时珍国医国药，2012，（3）：718-719.

［3］陆启滨.更年期综合征病因病机探源［J］.中医药学刊，2001，（2）：139-140.

［4］任婕，王天芳，李力，等．更年期综合征绝经前与绝经后临床常见中医症状及体征的分布特点［J］．中华中医药杂志，2010，（8）：1202-1204.

［5］王小花．从体质学说观点论更年期保健与治疗［J］．贵州民族学院学报（哲学社会科学版），2001，（3）：127-128.